Docteur Léon PETIT (de Lille)

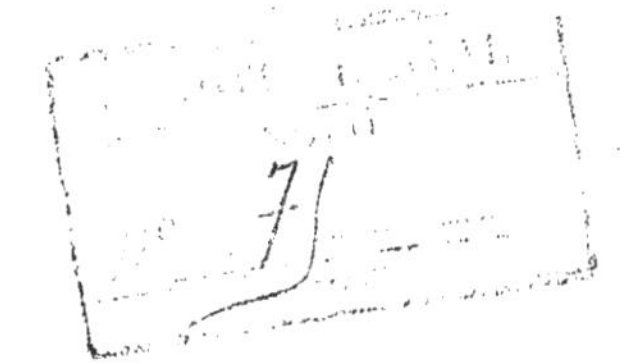

LE DIAGNOSTIC DE LA TUBERCULOSE

PAR

L'OPHTALMO-RÉACTION

Étude Clinique et Expérimentale

(TRAVAIL DE L'INSTITUT PASTEUR DE LILLE)

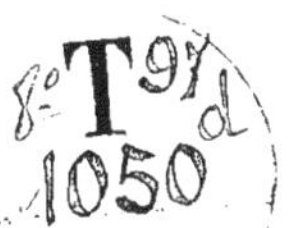

PARIS
MASSON & Cie, ÉDITEURS
120, Boulevard Saint-Germain, 120
—
1907

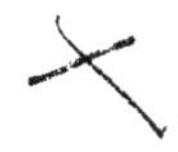

Docteur Léon PETIT (de Lille)

LE DIAGNOSTIC DE LA TUBERCULOSE

PAR

L'OPHTALMO-RÉACTION

Étude Clinique et Expérimentale

(TRAVAIL DE L'INSTITUT PASTEUR DE LILLE)

PARIS
MASSON & Cie, ÉDITEURS
120, Boulevard Saint-Germain, 120

1907

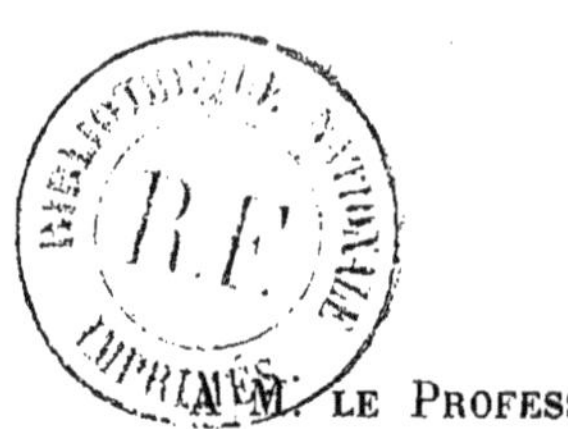

A M. le Professeur CALMETTE

Directeur de l'Institut Pasteur de Lille
Professeur de Bactériologie et d'Hygiène à la Faculté de Lille
Officier de la Légion d'Honneur

Mon cher Maître,

L'excellent accueil que vous m'avez fait lorsque je sollicitais l'honneur de travailler dans vos laboratoires, si largement ouverts à ceux que peuvent intéresser les questions de bactériologie et d'hygiène, la confiance que vous m'avez témoignée en me donnant à traiter un sujet d'actualité, tout me fait un devoir de vous présenter mes respectueux hommages de reconnaissance.

Vos qualités d'Homme et de Savant vous valent l'attachement et l'admiration de vos élèves : déjà j'ai compris et partagé ces sentiments.

Il y a un an, vous inspiriez à mon frère le Dr G. Petit, un travail sur les « Voies de pénétration de la tuberculose et les moyens de défense de l'Organisme ». Par un rapprochement dont je suis heureux, cette thèse traite, elle aussi, de cette importante question de la Tuberculose, à la solution de laquelle vous vous passionnez depuis longtemps.

Il me reste un double espoir à formuler : celui de ne pas avoir trompé la confiance que vous avez mise en moi et celui de pouvoir continuer encore à travailler à ces intéressantes questions sous votre haute et bienveillante direction.

INTRODUCTION

La lutte contre la tuberculose. — Ce fut toujours pour les cliniciens et les expérimentateurs une grosse préoccupation que le diagnostic précoce de la tuberculose. La solution de ce problème présente un intérêt individuel autant que social. Les cliniciens sont d'accord pour dire qu'il faut s'efforcer de dépister de bonne heure les premiers symptômes de cette redoutable maladie, contre laquelle les ressources de la thérapeutique se trouvent malheureusement encore trop souvent impuissantes quand elle est manifestement décelable par les moyens cliniques dont nous disposons.

Les hygiénistes déclarent, eux aussi, que, pour mener utilement la lutte contre la tuberculose, il faut, avant tout, découvrir dans les différentes agglomérations, soit à l'école, soit à l'armée, soit à l'atelier ou à l'usine, les porteurs de bacilles ou ceux dont une lésion fermée peut devenir du jour au lendemain une lésion ouverte.

Les indications de M. Grancher, ses « schémas » ont fait faire un grand pas à la question. Sa fine auscultation a précisé les zones suspectes.

La radioscopie a pu, dans de nombreux cas, rendre de précieux services comme moyen de contrôle, mais ne suffit pas toujours à établir le diagnostic, sans compter que son emploi n'est réservé qu'à un très petit nombre de cliniciens.

Les examens bactérioscopiques donnent des résultats indiscutables, mais trop tardifs, un cracheur de bacilles ayant déjà des lésions assez accentuées, puisqu'elles suppurent.

Cette question du diagnostic précoce de la tuberculose fut à l'ordre du jour du Congrès de Paris en 1906, où l'on vit signaler toute une série de petits signes qui, tous, devaient concourir à dépister cette affection à son début.

La tuberculine. — A toutes ces méthodes d'exploration, il manquait un moyen spécifique de contrôle dont la valeur fût indiscutable. La tuberculine, depuis sa découverte par Koch, avait été employée par les cliniciens dans le diagnostic de la tuberculose : en injection sous-cutanée, elle provoque une réaction générale chez l'individu tuberculeux, mais les récentes découvertes attestent la supériorité des réactions locales à la tuberculine.

L'Ophtalmo-Réaction. — C'est de cette si importante question du diagnostic précoce de la tuberculose par la tuberculine que nous allons nous occuper dans ce travail et nous nous attacherons surtout à étudier la nouvelle réaction locale à la tuberculine connue sous le nom d'*Ophtalmo-Réaction*, que notre Maître M. le Professeur Calmette fit connaître et appliquer en clinique.

Dans notre historique, nous rappellerons la découverte de Koch et les applications qui en ont été faites à la thérapeutique et surtout au diagnostic de la tuberculose.

Notre second chapitre sera consacré à la préparation de la tuberculine et à la technique de l'Ophtalmo-Réaction. Nous y décrirons cette réaction caractéristique en exposant ensuite l'étude expérimentale de son mécanisme.

Les différentes applications de l'Ophtalmo-Réaction à la clinique seront l'objet d'une étude spéciale, dans laquelle nous publierons nos statistiques personnelles ou celles qui nous ont été obligeamment transmises par d'autres cliniciens.

Nous discuterons enfin, pour terminer, la valeur des différentes réactions à la tuberculine.

CHAPITRE I

HISTORIQUE

LA TUBERCULINE DANS LE TRAITEMENT ET LE DIAGNOSTIC PRÉCOCE DE LA TUBERCULOSE SOUS-CUTI, CUTI ET OPHTALMO-RÉACTION

La Tuberculine dans le diagnostic et le traitement de la Tuberculose. — L'emploi de la tuberculine pour le diagnostic précoce et pour le traitement de la tuberculose est de date récente. C'est en 1890, au Congrès de Berlin, que *le Professeur Koch* fit sur ce sujet une communication dont le retentissement fut considérable. Chez le cobaye tuberculeux, Koch provoquait, par l'injection de tuberculine, une réaction locale et générale qui amenait, affirmait-il, l'arrêt de l'évolution et même la guérison de la tuberculose. L'application de cette méthode à la thérapeutique humaine sembla donner au début quelques succès ; mais l'expérience montra bientôt que les résultats ne répondaient pas aux espérances que la grande renommée de ROBERT KOCH avait fait concevoir. Un fait pourtant reste acquis : c'est *l'importance diagnostique de la réaction fébrile qui suit l'injection.*

Il serait cependant injuste et inexact de dire que la tuberculine n'a pu trouver définitivement sa place dans l'arsenal thérapeutique. Son emploi judicieux rend manifestement les plus grands services et les recherches récentes attestent qu'on peut en tirer un excellent parti dans un très grand nombre de cas.

Wright (1) par exemple, pour ne citer que que quelques-uns des savants qui ont étudié récemment cette question, soumet certaines formes de tuberculose au traitement tuberculineux : tuberculoses uro-génitale, cutanée, ganglionnaire, péritonite bacillaire et phtisie pulmonaire. Le clinicien anglais éprouve préalablement la susceptibilité de son malade en lui injectant 1/1000 de milligramme de tuberculine TR (nouvelle tuberculine de Koch), puis il augmente les doses, pour atteindre peu à peu un milligramme. Après chaque injection, il constate une diminution de l'index opsonique (2) (phase négative) suivie d'une augmentation sensible de cet index (phase positive). Il ne renouvelle l'inoculation que dans la phase positive, c'est-à-dire quand l'organisme, sous l'influence de la tuberculine, a élaboré des anticorps spécifiques. Wright ajoute que l'ascension de la courbe opsonique est d'un pronostic favorable.

---

(1) Wright et Douglas. — *Lancet*, 1904, p. 1138.
Wright et Reid. — *Proceed. of the Royal Soc.*, Londres 1904.
Wright. — *Clinical Journal*, novembre 1904.

(2) L'index opsonique est le rapport entre le pouvoir opsonisant du sérum du malade et celui d'un sérum normal, les opsonines étant d'après Wright des substances solubles contenues dans les serums normaux ou les immuns-sérums et qui interviennent dans l'acte de la phagocytose pour l'exagérer et la rendre plus efficace.

Il semble donc résulter de ces expériences que les variations de l'index opsonique ont, au point de vue du diagnostic, une certaine importance, atténuée cependant par la difficulté d'application de ce procédé de laboratoire.

Tout récemment encore, le Professeur HERMANN SAHLI (1), directeur de la clinique médicale de l'Université de Berne, préconise ce traitement. Il emploie la tuberculine de BÉRANECK (2) qui contient, d'après BÉRANECK lui-même, un mélange :

a) d'*exotoxines* (T B) élaborées par le bacille de Koch dans un bouillon de culture spéciale.

b) d'*endotoxines* (A T) extraites des corps bacillaires par l'acide orthophosphorique à 1°.

Cette tuberculine inoculée à l'animal neuf provoque dans le sérum de celui-ci l'apparition d'anticorps spécifiques : précipitine, agglutinine, sensibilisatrice tuberculeuse; elle possède donc un pouvoir immunisant.

C'est par une adaptation des phagocytes à sa tuberculine et aux toxines sécrétées *in vivo* par le bacille de KOCH que M. BÉRANECK explique l'action curative de la tuberculine dans les tuberculoses chirurgicales autant que médicales.

Nous n'insistons pas davantage sur la question du traitement de la tuberculose par la tuberculine.

---

(1) SAHLI. — Traitement de la tuberculose par la tuberculine. — Lemoigne, éditeur, 1907.

(2) BÉRANECK. — Sur les tuberculines — C. rendus Acad. des Sciences, 23 novembre 1903.

BÉRANECK. — Congrès international de la tuberculose, Paris, 1905.

BÉRANECK. — Réunion des médecins suisses, juillet 1907.

Les résultats de cette méthode ont encore besoin d'être précisés par l'observation clinique et par les travaux de laboratoire. C'est ainsi que de nouvelles recherches effectuées à l'Institut Pasteur de Lille viennent de montrer l'influence favorable que peuvent avoir des injections de doses minimes de tuberculine sur la phagocytose *in vivo* des bacilles tuberculeux (1).

Le sujet de cette étude est limité à la valeur de la tuberculine dans le diagnostic de la tuberculose, qui a, dès le début, attiré l'attention des cliniciens et des expérimentateurs.

Koch indique en effet, dans ses premières communications, que sa *lymphe* peut être un *moyen précieux de diagnostic.*

En décembre 1890, un mois après l'apparition du remède de Koch, le professeur Landouzy écrivait :

« Mettant en œuvre prudemment la nouvelle lymphe, les médecins arriveront à affiner certains diagnostics de tuberculose commençante, tenus en échec par l'auscultation autant que par la bactérioscopie. »

Les essais, d'abord timides, puis plus audacieux, faits par les médecins et les vétérinaires, confirment ce fait que l'emploi de la tuberculine en injection sous-cutanée constitue une méthode de diagnostic qui peut être mise en pratique.

---

(1) A. Calmette, M. Breton et G. Petit.— Influence des injections de tuberculine sur la phagocytose *in vivo* des bacilles tuberculeux. — *Soc. de Biologie*, 12 Octobre 1907.

Sous-cuti réaction. — Ce moyen fut bientôt expérimenté sur une grande échelle en France comme en Allemagne. Les doses de tuberculine injectées varient suivant la technique préconisée par les différents auteurs.

Koch et ses élèves Petruschky et Max-Wollf, emploient jusqu'à 10 milligrammes. Max Beck (1), à l'Institut des maladies infectieuses de Berlin, ainsi que Möller (2), sont d'avis qu'il faut, pour éclairer le diagnostic, atteindre cette dose si la réaction est négative avec des quantités inférieures.

Les cliniciens français manient la tuberculine avec plus de prudence : M. Hutinel (3) ne se sert que de 1/4 à 1/2 milligramme. MM. Grasset et Vedel (4), Claisse, Souques, Cawadias, Milian et Sicard, (5) ne dépassent jamais 5/10 de milligr. Labbé, (6) commence par 1/4 de mgr. et, si la réaction est négative, atteint au maximum 1/2 milligramme.

La valeur séméiologique du tuberculino-diagnostic semble maintenant définitivement établie. La spécificité de la réaction a été proclamée par

---

(1) Max Beck. — *Deutsche med. Wochens*, 2 mars 1899.

(2) Moller. — Le traitement de la tuberculose dans les sanatoria, *Congrès de Paris* 1906.

(3) Hutinel. — Effet des injections sous-cutanées de tuberculine chez les enfants tuberculeux. *Semaine médicale 1895 et Congres de la tuberculose*, août 1898.

(4) Grasset et Vedel. — *Académie de médecine*, 25 février 1896.

(5) Discussion sur la réactionà la tuberculine : l'emploi de la tuberculine pour le diagnostic de la tuberculose. *Société médicale des Hôpitaux*, 7, 14, 21, 28 juin 1907.

(6) Labbé. — Tuberculino-diagnostic. *Gaz. des Hôpitaux*. Juillet 1907.

MM. Blache (1), Sirot (2), Bertherand (3), Combemale (4) et confirmée par les statistiques publiées par de nombreux auteurs.

Cependant, malgré ces affirmations, il faut faire certaines réserves sur la valeur du procédé. Les résultats sont assez constants, mais l'incertitude qui règne encore au sujet de la dose optima, la réaction générale qui suit l'injection, souvent aussi redoutée du médecin que du malade, en raison des accidents retentissants et trop nombreux dont elle est responsable, rendent cette méthode d'un emploi fort délicat; aussi les recherches se sont-elles orientées dans un autre sens.

Cuti-Réaction. — C'est alors que Von Pirket (5), probablement guidé par ces réserves et aussi par ses remarquables études sur la vaccine, imagine la *cuti-réaction*. Il remarque que, si l'on introduit une petite quantité de tuberculine dans une légère scarification faite à la peau d'un tuberculeux, on obtient, quarante-huit heures après, une *réaction locale* qu'il appelle *cuti-réaction* : celle-ci n'apparaît pas chez les sujets sains. Vallée (6), expérimentant sur les bovidés tuberculeux, confirme la valeur diagnostique de cette *cuti-réaction*. La

(1) Blache. — IVe Congrès de la Tuberculose; Paris, 1898.

(2) Sirot. — Congrès de la Tuberculose, août 1898.

(3) Bertherand. — Diagnostic de la tuberculose pulmonaire. — Thèse de Paris, 1899.

(4) Combemale. — Ve Congrès de Médecine interne ; Lille, 1899.

(5) Von Pirket.— *Deutsche Medizinische Wochenschrift*, 23-30 mai 1907.

(6) Vallée. — Académie des Sciences, 3 juin 1907.

communication de Von Pirket est jugée différemment suivant les auteurs : les uns lui accordent une réelle valeur ; les autres, la trouvent d'une application délicate et d'une interprétation souvent difficile en même temps qu'assez souvent infidèle, surtout chez les *adultes*.

Quoiqu'il en soit, Von Pirket garde le grand mérite d'avoir attiré l'attention sur la possibilité d'une *réaction locale à la tuberculine*, et aussitôt qu'il eût connaissance de son premier travail, M. le Professeur Calmette (1) pensa, de son côté, à rechercher si les muqueuses saines, et en particulier la muqueuse conjonctivale, n'étaient pas susceptibles de réagir au contact de la tuberculine. Il était conduit à cette recherche par ses études antérieures sur le venin et sur la facilité d'absorption des poisons ou des toxines par les muqueuses.

Ophtalmo-Réaction. — Les premiers essais d'Ophtalmo-réaction furent pratiqués à Lille, à l'hôpital de la Charité, dans le service de clinique médicale de M. le Professeur Combemale, et à Saint-Sauveur, dans le service de clinique médicale infantile de M. le Professeur-agrégé Deléarde. M. Calmette constate que l'instillation d'une goutte d'une solution de tuberculine provoque chez les tuberculeux une réaction qui n'apparaît pas chez les individus sains et, dans une première communication à l'Académie des Sciences le 17 juin, il décrit sa méthode et expose les grands services qu'elle peut rendre à la clinique.

(1) A. Calmette. — Acad. des Sciences, 17 juin 1907.

M. Wollf-Eissner (1), de Vienne, dans une discussion concernant la cuti-réaction de Von Pirket, avait lui-même annoncé le 3 juin précédent, à la Société de Médecine de Berlin, qu'une goutte de tuberculine brute diluée au 1/1000 était susceptible de produire sur la conjonctive une réaction inflammatoire. Des recherches antérieures faites avec l'extrait de pollantine sur la conjonctive des sujets atteints du catarrhe ou « fièvre des foins », lui avaient suggéré l'idée d'expérimenter la tuberculine sur cette même conjonctive. Wollf-Eissner déclarait du reste à ce moment ne rien pouvoir affirmer, au sujet de sa valeur diagnostique, n'ayant pas encore expérimenté cette méthode. Le jour même où M. le Professeur Calmette faisait sa communication à l'Académie des Sciences, M. Vallée (2) déclarait avoir obtenu des résultats positifs en appliquant la technique proposée par Wollf-Eissner au diagnostic de la tuberculose chez les bovidés, mais il concluait que « la réaction oculaire ne présente qu'un intérêt diagnostique restreint et que la douleur et les conséquences qui peuvent en résulter doivent faire écarter sa recherche en médecine humaine. »

Il apparaît donc certain que Wollf-Eissner a eu le premier l'idée de la réaction conjonctivale à la tuberculine ; M. Calmette qui avait eu la même idée, indépendamment de cet auteur, en a

(1) Wollf-Eissner. — Soc. de Méd. de Berlin, 3 juin 1907.
Id. *Berliner Klinische Wochenschrifft*, 3 juin 1907, nº 22.

(2) Vallée. — *Acad. des Sciences*, 17 juin 1907.

tiré le premier toutes les conséquences pratiques et l'a également le premier introduite en clinique.

Continuant ses recherches sur l'Ophtalmo-réaction, M. Calmette publia bientôt, soit seul, soit en collaboration avec ses élèves MM. Breton, Painblan et G. Petit (1), toute une série de travaux cliniques et expérimentaux qui concoururent à affirmer la sensibilité, la fidélité et l'innocuité du nouveau procédé de diagnostic précoce.

Presque immédiatement, de nombreuses recherches furent entreprises par les cliniciens français et étrangers, et l'Ophtalmo-Réaction, qui ne date que de quelques mois, possède déjà une riche bibliographie. Elle a éveillé aussi l'attention d'une foule d'expérimentateurs. Des statistiques sérieuses sont établies et le contrôle anatomo-pathologique a pu être fait à maintes reprises ; tout prouve en somme la grande valeur du procédé dont nous allons maintenant exposer la technique.

(1) Calmette, Breton, Painblan et G. Petit. — *Presse Médicale* 19 juin 1907.
Calmette. — *Acad. des Sciences*, 29 juillet 1907.

CHAPITRE II

DE L'OPHTALMO-REACTION

PRÉPARATION DE LA TUBERCULINE PRECIPITEE
TECHNIQUE DE L'OPHTALMO-RÉACTION. — SES CARACTÈRES
ÉTUDE EXPÉRIMENTALE

C'est le 17 juin 1907, dans une communication faite à l'Académie des Sciences, que M. le Professeur CALMETTE appela l'attention du monde scientifique sur la nouvelle réaction étudiée par lui et qu'il en exposa la technique.

Préparation de la Tuberculine. — Pour éviter les effets irritants de la glycérine sur la muqueuse oculaire, la tuberculine employée est et doit être exclusivement la tuberculine précipitée par l'alcool. Pour la préparer, on prend une culture de bacilles tuberculeux bovins datant de 6 semaines environ qu'on met à l'autoclave à 110° pendant 20 minutes pour la stériliser et tuer les bacilles. On passe le tout au bain-marie à 80° ou 90° et on évapore au dixième environ, puis on filtre et on recueille le filtrat. On précipite une première fois par l'alcool à 95°. Dans le cas ou la précipitation se fait mal, il suffit d'ajouter une parcelle de chlorure de sodium au liquide pour qu'elle se produise immédiatement. On filtre, et on recueille sur le papier la tuberculine ainsi précipitée. On l'enlève par le raclage et on la met sécher à l'étuve ou mieux dans le vide. On la dissout dans l'eau et on recommence deux fois ces opérations, de façon à purifier le produit. On obtient alors une poudre blanchâtre qu'on broie très finement et qui est prête à être utilisée.

L'Institut Pasteur de Lille fournit la tuberculine :

1°) Soit *en poudre* (chaque petit flacon contient alors 5 milligr. de tuberculine que l'on dissout au moment de l'emploi dans dix gouttes d'eau stérile :

2°) Soit *en solution* par tubes individuels : la solution est alors titrée au 1/100. On la passe pendant vingt minutes au bain-marie à une température de 95°, et on la filtre sur un filtre aseptique pour la répartir ensuite dans de petits tubes que l'on scelle au chalumeau. Ceux-ci sont eux-mêmes plongés dans l'eau bouillante pendant quatre minutes. Le contenu de ces tubes est désormais inaltérable et prêt à être utilisé pour l'ophtalmo-réaction.

Technique de l'ophtalmo-réaction. — Celle-ci consiste à instiller dans l'angle interne de l'œil du sujet à éprouver une goutte de la solution au 1/100 de tuberculine.

Précautions à prendre.— Il est cependant certaines précautions à prendre : Il faut :

1° S'assurer qu'il n'y a pas de lésion antérieure

de l'œil ou des paupières : la réaction dans ce cas pourrait dépasser le but à atteindre : elle perdrait de sa valeur diagnostique, exposerait les malades à une réaction de nature inflammatoire tout en risquant d'aggraver une infection microbienne préexistante. On peut cependant faire à ce sujet certaines réserves sur la nature desquelles nous reviendrons plus loin au chapitre de l'oculistique.

2° Eviter le clignement involontaire qui se produit lors de l'instillation et qui expulse la goutte de tuberculine. Il faut faire renverser la tête du malade en arrière et tenir les paupières écartées quelques secondes de façon à permettre l'étalement de la goutte.

3° Recommander aux malades de ne pas se frotter l'œil et au besoin recouvrir celui-ci d'un bandeau en toile.

C'est en négligeant ces précautions que quelques malades ont pu s'infecter secondairement et présenter une réaction de 5 à 6 jours. Nous insistons sur ce fait que jamais, lorsqu'on se place dans les conditions ci-dessus décrites, il n'y a eu d'accident, pas plus du côté de la conjonctive que du côté de la cornée.

Il est utile de rappeler surtout qu'on doit redoubler de précautions chez les sujets atteints de blennhorragie aiguë ou chronique ; les malades devant éviter de porter sur l'œil des doigts souillés au préalable par leur contact avec du pus chargé de gonocoques.

4° « N'employer, comme le recommande M. le

Professeur CALMETTE, (1) pour éviter toute inflammation étrangère (blépharite ou conjonctivite) qu'une solution de tuberculine précipitée par l'alcool et aseptique. On ne doit jamais se servir de tuberculine brute, glycérinée (ou tuberculine ancienne de Koch) parce que la glycérine est légèrement caustique par elle-même et parce que cette tuberculine glycérinée, impure, renferme des substances étrangères irritantes (résines et cires). »

Dans l'ensemble des cas observés directement par nous ou communiqués par d'autres cliniciens, *tous les sujets cliniquement tuberculeux, enfants ou adultes, ont nettement réagi* ». Et si des malades soignés pour des affections non tuberculeuses ont présenté une réaction positive, un examen plus approfondi ou le résultat de l'autopsie a montré qu'ils étaient porteurs de lésions spécifiques ganglionnaires ou pulmonaires.

« Il semble donc, concluait M. le Professeur CALMETTE, que l'ophtalmo-réaction permet d'établir dans beaucoup de cas un diagnostic précoce ; elle fournit des indications toujours positives chez les tuberculeux avérés, qu'il s'agisse de lésions osseuses, ganglionnaires, viscérales, méningées ou pulmonaires ».

Caractères de l'ophtalmo-réaction. — M. le Dr PAINBLAN a bien voulu prêter le concours de sa compétence éclairée en ophtalmologie par la détermination des lésions observées.

« Déjà cinq heures après l'instillation, parfois

(1) A. CALMETTE, M. BRETON, G. PETIT, PAINBLAN, *Presse Médicale* (loco citato).

même après trois heures, tous les tuberculeux présentent une congestion très apparente de la conjonctive palpébrale qui prend une teinte rouge vif et devient le siège d'un œdème plus ou moins intense. La caroncule se gonfle, rougit et se couvre d'un léger exsudat fibrineux. »

Ainsi que l'a montré Sabrazès (1) et comme nous avons pu le constater, la sécrétion est formée presque exclusivement de mucus qui englobe des polynucléaires en nombre variable : jamais, à moins d'infection secondaire, nous n'y avons rencontré d'éléments microbiens. Il s'agit donc bien d'une conjonctivite toxique, comme viennent encore de le montrer MM. Mongour et Brandeis (2).

« L'injection vasculaire s'accentue peu à peu et s'accompagne de larmoiement. Au bout de six heures, la sécrétion fibrineuse devient plus abondante : elle se rassemble en filaments dans le cul-de-sac conjonctival inférieur.

Le maximum de la réaction a lieu entre six et vingt heures. Les sujets n'accusent aucune douleur : seulement un peu de gêne avec sensation de légère cuisson et quelques troubles de la vision en rapport avec l'abondance de l'exsudat. Il ne se produit pas de chemosis. La marche de la température n'est pas sensiblement modifiée.

Il est facile d'apprécier l'intensité de la réaction en examinant comparativement l'œil qui n'a pas reçu de tuberculine.

---

(1) Sabrazès et Dupérié. *Gaz. hebd. des sc. méd. de Bordeaux*, juillet 1907.

(2) Mongour et Brandeis (Bordeaux) — Cytologie de l'exsudat dans l'Ophtalmo-réaction à la tuberculine. *Bulletin médical*, 6 novembre 1907.

Chez les enfants après 18 heures et chez les adultes après 24 et 36 heures, les phénomènes de congestion s'atténuent, puis disparaissent.

Chez les sujets sains ou porteurs d'affections non tuberculeuses, l'instillation de tuberculine ne produit aucune réaction. Tout au plus, observe-t-on, de 1 heure 1/2 à 3 heures après, une légère rougeur qui disparaît bientôt et ne s'accompagne ni de sécrétion fibrineuse, ni de larmoiement. »

Cette hyperhémie de la conjonctive est légère et cède spontanément. Ces cas, d'ailleurs assez rares, sont d'une interprétation délicate.

Il y a d'abord lieu de considérer ceux où le bouchon fibrineux ne s'est pas formé et où le soupçon de tuberculose semble devoir être exclus. C'est une irritation banale chez des individus dont la conjonctive est hypersensible.

Il faut voir en second lieu les cas où l'injection de la conjonctive est plus durable. S'agit-il d'une réaction spécifique ? Il nous semble que ces dernières constatations rentrent dans la catégorie de celles que nous avons faites chez des sujets supposés sains, mais justifiables cependant d'un soupçon de tuberculose.

Date d'apparition et intensité de la réaction. — Restent à considérer la *date d'apparition* et l'*intensité* de la réaction.

Un individu manifestement tuberculeux ne présente aucune réaction 6 heures après l'épreuve, sauf cependant un léger exsudat fibrineux que l'on décèle en éversant la conjonctive inférieure.

24 ou 48 heures après, la conjonctive rougit et le larmoiement apparaît : c'est une de ces réactions tardives commençant à se montrer 12 ou 24 heures après l'instillation et cessant vers la 72e heure, exceptionnellement plus tard.

Ces réactions tardives, rares d'ailleurs, peuvent être aussi intenses que les réactions précoces.

Différents cliniciens et nous-même avons pu constater que les phénomènes réactionnels peuvent varier dans leur intensité d'un individu à l'autre. AUBARET et LAFON (1) ont décrit : une *forme légère*, une *forme moyenne*, une *forme intense* et une *forme très intense* : cette dernière qui est caractérisée par la généralisation de l'hyperhémie à toute la conjonctive avec œdème des paupières, larmoiement et sécrétion purulente, mais sans réaction de la cornée, de l'iris et des membranes profondes, est exceptionnelle : elle cède rapidement d'ailleurs si on la modère à son début.

Sans que le précepte soit absolu, il semble qu'en général la réaction est en raison inverse du degré d'infection tuberculeuse.

Les tuberculeux méconnus, les pré-tuberculeux, les sujets porteurs de simples ganglions tuberculeux réagissent souvent plus que les tuberculeux pulmonaires à cavernes. Dans beaucoup de circonstances, nous avons vu réagir violemment des sujets porteurs de lésions très discrètes.

Ce serait peut-être le cas ici de rapporter la

(1) AUBARET et LAFON. — *Gaz. hebd. de méd. de Bordeaux*. 4 août 1907.

théorie de Wassermann et de Brück (1), théorie fort ingénieuse mais tout hypothétique. Ces auteurs disent que des lupiques, par exemple, réagissent déjà à 0,1 mgr. de tuberculine ; si un adulte possède 5.000 cmc. de sang, on conviendra que la tuberculine se trouve tellement diluée que pour expliquer son action, il faut admettre que la totalité de la tuberculine circulant dans le sang vient se concentrer au niveau de la région atteinte. Or, qu'est-ce qui peut l'y attirer sinon une substance qui possède vis-à-vis d'elle une affinité rigoureusement spécifique, c'est-à-dire *une antituberculine?*

Pour ces auteurs, la réaction spécifique de la tuberculine serait dûe à ce que celle-ci est attirée par son anticorps au sein des tissus malades et y détermine les lésions décrites plus haut. L'absence de cette réaction spécifique serait dûe à ce que le sérum contenant un excès d'anticorps, la tuberculine se trouve neutralisée.

Pour vérifier cette hypothèse, nous avons, sur l'instigation de M. le Professeur Calmette et avec M. le Professeur-agrégé Breton, fait une ponction dans la veine basilique d'un tuberculeux cachectique à grosses cavernes, porteur d'une laryngite bacillaire. Cet individu, éprouvé précédemment, n'avait pas réagi à l'ophtalmo-réaction. Le sérum fut recueilli aseptiquement et instillé dans l'œil de quelques tuberculeux à différents stades de l'affection : ces malades avaient présenté une ophtalmo-réaction positive plusieurs semaines auparavant.

(1) Wassermann et Brück. — *Bulletin Institut Pasteur* 1906.

Le résultat fut négatif, comme il arrive chez tous les cachectiques.

Cette première expérience semble prouver qu'il n'existe pas de tuberculine dans le sérum des individus cachectiques : l'étude expérimentale de l'ophtalmo-réaction va nous montrer que, pour que celle-ci se produise, il faut admettre la présence de tuberculine *dans les tissus*.

Pour vérifier la valeur de l'hypothèse de WASSERMANN et BRUCK, nous avons alors mélangé la tuberculine avec du sérum de cachectique.

Une goutte de la solution de tuberculine au 1/100 fut diluée dans 4 gouttes de sérum de tuberculeux cavitaire. La réaction ophtalmique fut nettement positive chez les sujets tuberculeux. *Cette seconde expérience démontre que la tuberculine n'est pas neutralisée par l'anti-corps supposé contenu dans le sérum des malades tuberculeux à l'ultime période.*

Cette seconde expérience a été complétée par une dernière ainsi conçue : M. le Professeur CALMETTE injecte dans la veine auriculaire d'un lapin, le 7 octobre, 10 centigrammes de tuberculine précipitée, puis dissoute dans l'eau stérile, le 12 octobre, 8 centigrammes de la même tuberculine. L'animal est saigné 3 semaines après et son sérum est recueilli aseptiquement.

Ce sérum est instillé soit isolément, soit mélangé à des doses variables de tuberculine de l'Institut Pasteur de Lille, dans l'œil d'individus manifestement tuberculeux et dont quelques-uns ont déjà réagi il y a un mois environ,

Nous résumons dans le tableau suivant les résultats obtenus :

SOLUTIONS EMPLOYÉES	DIAGNOSTIC	Résultat	OBSERVATION
Tuberculine à 1/100. . . 3 gouttes	Tub. pulm. (Ramolli)	+	Ce malade qui a déjà réagi à 2 instillations espacées de 15 jours présente encore cette fois une forte réaction.
Serum de lapin tuberculiné. 3 »	Tub. pulm. (Ramolli)	—	Avait déjà réagi très fortement il y a un mois.
Tuberculine à 1/100. . 1 » Serum de lapin tuberculiné 2 »	Tub. au stade cavernulaire avec fièvre hectique.	—	
Tuberculine à 1/100. . 1 » Serum de lapin tuberculiné 3 »	Tub. pulm. au début Induration du sommet	+	La réaction est intense.
Tuberculine à 1/100. . 1 » Serum de lapin tuberculiné 4 »	Tub. pulm. (2e pér.)	+	Réaction faible. Le malade est un fébricitant.
Tuberculine à 1/100. . 1 » Serum de lapin tuberculiné 5 »	Tub. pulm. au début	+	Réaction nette.

Cette troisième expérience prouve que :

Chez le lapin fortement tuberculiné, puis laissé au repos pendant 3 semaines, il ne se produit pas d'anticorps spécifiques, capables de neutraliser in vitro la tuberculine.

Étude expérimentale. — L'étude expérimentale de l'ophtalmo-réaction a été faite à l'Institut Pasteur de Lille, par MM. CALMETTE, M. BRETON et G. PETIT. Voici les faits qu'ils ont mis en lumière à ce sujet (1).

1° Influence de l'imprégnation préalable de tuberculine chez les animaux sains.

A. — Des lapins indemnes de tuberculose (l'au-

(1) A. CALMETTE, M. BRETON, G. PETIT. — Étude expérimentale de l'ophtalmo-réaction. *Société de Biologie*, 12 octobre 1907.

topsie ultérieure l'a démontré) reçoivent chacun dans la veine marginale de l'oreille une dose variable de tuberculine : 2 milligr., 5 milligr., 1 centigr. (tuberculine sèche, précipitée par l'alcool et redissoute dans l'eau salée physiologique).

Seize heures après, on instille dans l'un des yeux une goutte de solution de tuberculine à 1 °/o. Déjà après trois heures, on constate une injection vasculaire de la conjonctive, surtout localisée à l'angle interne de l'œil et à la membrane clignotante. Cette réaction, très manifeste quand on examine comparativement l'œil non instillé, s'accuse seulement pendant deux à trois heures, puis disparaît.

Quarante huit heures plus tard, les mêmes lapins, instillés de nouveau dans l'autre œil, réagissent les uns faiblement et tardivement (après six à douze heures), les autres pas du tout. Le troisième jour, aucun ne présente de réaction.

Chaque fois des témoins n'ayant pas reçu de tuberculine dans les veines, sont éprouvés et n'accusent aucune rougeur conjonctivale.

D'autres lapins reçoivent, toujours en injection intraveineuse, 5, 10 ou 15 centigr. de tuberculine — doses parfois mortelles — mais la survie dépassant vingt-quatre heures, est assez longue pour que nous puissions constater les résultats d'une instillation faite dans l'un des yeux 16 heures après. Ceux qui ont reçu 5 centigr. réagissent faiblement ; chez tous les autres, la réaction est négative.

Ces faits expérimentaux, pleinement d'accord avec ce que l'on observe en clinique, montrent que *la réaction locale à la tuberculine apparaît lorsque l'organisme est sensibilisé par des doses faibles de poison, mais qu'elle ne se produit plus lorsque l'organisme en est saturé.*

B. — Des lapins adultes ingèrent en un seul repas, chacun des doses variables de tuberculine : 1 ctgr., 5 ctgrs., 1 dgr. Soumis douze heures après à l'ophtalmo-réaction, ils réagissent faiblement et tardivement (maximum à la 18e heure). Deux jours plus tard, ils cessent de réagir. *La tuberculine absorbée par voie digestive* est donc capable de sensibiliser l'organisme sain.

2° *Moment auquel apparaît la Réaction chez les animaux tuberculisés.*

Des lapins adultes reçoivent dans la veine marginale de l'oreille 1 cmc. d'une émulsion fine de bacilles tuberculeux bovins. Ils sont successivement éprouvés toutes les 24 heures. L'ophtalmo réaction apparaît légère dès le 3e jour, puis elle augmente d'intensité et cesse de se manifester après 15 ou 18 jours, au moment où la perte de poids indique que les lésions tuberculeuses sont déjà très étendues.

3° *Réveil de la réaction conjonctivale chez les sujets sains ou tuberculeux sous l'influence d'une injection sous-cutanée de tuberculine.*

Déjà Slatinéanu (1) et C. Guérin (2) ont signalé qu'une injection sous-cutanée de tuberculine, postérieure à l'instillation oculaire, provoque une nou-

(1) *Bull. Inst. Past.* 30 août 1907.

(2) *Rec. de méd. vétérinaire d'Alfort*, août 1907.

velle réaction spécifique au niveau de l'œil instillé. Nous avons nous-même constaté que, chez certains malades atteints d'affections non tuberculeuses et qui, huit jours auparavant, n'avaient pas réagi à l'ophtalmo-réaction, une rougeur conjonctivale et caronculaire manifeste était apparue quelques heures après une injection sous-cutanée de 2 milligrammes de tuberculine. Ce phénomène ne s'accompagnait d'ailleurs jamais d'aucune élévation de température et, après 24 heures, la rougeur oculaire avait disparu.

Cette *fausse réaction* semble prouver que, même chez les non tuberculeux, lorsqu'un tissu a été touché par la tuberculine, il reste sensibilisé localement, au moins pendant quelques jours, vis-à-vis de cette substance. Nous espérons pouvoir apporter bientôt de nouveaux faits qui permettront d'interpréter le mécanisme de cette *anaphylaxie* locale si particulièrement curieuse. »

CHAPITRE III.

L'OPHTALMO-RÉACTION EN CLINIQUE

Nous allons énumérer à présent dans leur ordre d'apparition les différentes statistiques que nous avons obtenues nous-même ou qui nous furent transmises.

Nous diviserons cet exposé ainsi qu'il suit :

Nous étudierons d'abord les applications qui ont été faites de l'ophtalmo-réaction aux affections médicales des adultes, puis aux affections chirurgicales.

Nous exposerons ensuite les résultats obtenus en clinique infantile et surtout chez les nouveau-nés, tout en essayant de faire ressortir les renseignements précieux que l'ophtalmo-réaction peut fournir dans la prophylaxie de la tuberculose infantile.

Enfin, et pour terminer, nous traiterons de l'Ophtalmo-Réaction en psychiâtrie et en oculistique.

Dans un tableau d'ensemble nous résumerons les documents dont nous avons pu disposer en inscrivant dans la première colonne les diagnostics, dans la seconde les résultats obtenus. Les réactions positives seront désignées par le signe + et les réactions négatives par le signe — ; une troisième colonne sera réservée aux observations qui pourraient être faites sur le diagnostic ou sur l'interprétation des phénomènes.

TITRE I

MÉDECINE — ADULTES

ADULTES. — A. Cas médicaux

Service de M. le Professeur COMBEMALE (1) (Lille).

Nombre d'adultes examinés . . 33
Résultats positifs 17
Résultats négatifs 16

Détail :

Diagnostic	Résultats	Remarques particulières
Tuberculose pulmonaire (Stade de ramollissement)	+	
Tuberculose pulmonaire (Stade de ramollissement)	+	
Tuberculose pulmonaire au début (Pleurésie ancienne)	+	(Réaction intense.)
Tuberculose pulmonaire à forme bronchitique diffuse	+	
Tubercul. au stade cavernulaire (Cachexie)	+	(Réaction faible et tardive.
Tuberculose à marche suraiguë (Granulie)	+	
Tubercul. pulmonaire chronique (Hecticité)	—	
Tuberculose pulmonaire (1re stade)	+	
Acromégalie et tuberculose pulmonaire (1re stade)	+	(Réaction intense, se prolongeant 48 heures.)
Tuberculose pulmonaire (1e stade) (Anémie profonde)	+	(Peu de signes, mais anémie au 3e degré de Hayem. C'est une tuberculinée, plus qu'une tuberculeuse. Réaction faible et tardive).

(1) A. Calmette, M. Breton, Painblan et G. Petit. *(Presse Médicale,* 13 Juillet) loco-citato.

ADULTES. — A. Cas médicaux *(Suite)*

Diagnostic	Résultats	Remarques particulières
Tuberculose pulmonaire (2e stade)	+	
Tubercul. à forme hémoptoïque	+	
Tuberculose pulmonaire au début chez un dilaté des bronches (bacilles)	+	
Tuberculose pulmonaire au début	+	
Tuberculose pulmonaire diffuse	+	
Tuberculose pulmonaire au stade cachectique	+	(Très tardive et faible).
Spléno pneumonie non tubercul.	—	
Tabes et troubles trophiques	—	
Sciatique et hémianesthésie hystérique	—	
Mal de Bright	—	
Néphrite aiguë	—	
Lymphangite et Erysipèle de la face	—	
Lymphangite. Ulcère de jambe	—	
Asystolie. Insuffisance mitrale et tricuspide	—	
Confusion mentale. Catatonie	—	
Sclérose cérébro-médullaire	—	
Hystérie	—	
Tabès au début	—	
Maladie de Dercum	—	
Rhumat. chronique déformant	+	(Chez cette malade, nous n'avons pas trouvé de signes de Tuberculose. S'agissait-il d'un cas de rhumatisme toxinien tel que l'a décrit Poncet et son école chez les Tuberculeux) ?
Rhumatisme aigu	—	
Dilatation d'estomac et Sténose pylorique avec hyperchlorhydrie	—	
Cancer de l'œsophage	—	

Cas médicaux

Service de M. le Professeur CHARMEIL (1) (Lille).

Nombre d'adultes examinés . . 13
Résultats positifs. 5
Résultats négatifs 8

Détail :

Diagnostic	Résultats	Remarques particulières
Syphilis tertiaire	—	
Ganglions suppurés de l'aîne	+	La réaction est très légère. La nature de l'affection ne semblait pas, à prime abord, tuberculeuse.
Ulcère de jambe	+	Il est intéressant de savoir que cette femme, non suspecte de tuberculose, présentait des signes de bronchite localisée au sommet du poumon gauche.
Sporotrichose de la jambe	+	
Arthrite du genou (et syphilis)	—	Cette femme est traitée pour tumeur blanche du genou. Or, au dire de M. Charmeil, le traitement syphilitique améliore singulièrement cette arthrite.
Syphilis	—	
Syphilis	—	
Syphilis	—	
Adénite suppurée du cou	+	(Réaction précoce et intense.)
Eczéma	—	
Eczéma	—	
Eczéma	—	
Lupus de la muqueuse nasale	+	

(1) *Presse Médicale* 13 juillet.

Cas médicaux

(Sanatorium de Montigny-en-Ostrevent)

Service de M. le Docteur JOUVENEL (1).

Nombre d'adultes examinés . . 9
Résultats positifs 7
Résultats négatifs 2

Détail :

Diagnostic	Résultats	Remarques particulières
Tuberculose pulmonaire (Induration d'un sommet)	+	Œdème de la conjonctive palpébrale.
Tuberculose pulmonaire (Début de ramollissement)	+	
Tuberculose pulmonaire (Infiltration d'un sommet)	+	
Tuberculose pulmonaire (Ramollissement)	+	
Tuberculose pulmonaire (Forme bronchitique)	+	
Tuberculose pulmonaire (Forme congestive)	+	
Tuberculose pulmonaire (Infiltration d'un sommet)	+	
Tuberculose douteuse (?)	—	Les deux cas ci-contre étaient les deux seuls dont le diagnostic fût resté en suspens.
Tuberculose douteuse (?)	—	

(1) *Presse médicale*, 13 juillet 1907.

Cas médicaux

Observations de M. le Docteur DESBONNETS (1) (Tourcoing)

Nombre de malades observés. 6
Cas positifs 5
Cas négatifs 1

Détail :

Diagnostic	Résultats	Remarques particulières
4 Tuberculoses pulmonaires	4 +	Une réaction faible mais nette dans un cas de tuberc. au début.
Bronchite-Tuberculose (?)	—	Légère hyperhermie de la conjonctive.
Pleurésie hémorrhagique avec fièvre (?)	+	Réaction légère.

Observations prises dans les services des Docteurs HALIPRÉ et HUÉ, a l'Hopital Général de Rouen, en présence des Docteurs E. CALMETTE, HALIPRÉ et CONOR (2).

Nombre de malades examinés . 15
Cas positifs. 8
Cas négatifs 7

Détail :

Diagnostic	Résultats	Remarques particulières
3 Tuberculoses pulmonaires	3 +	
Rhumatisme déformant (Hémoptysie.-Bronchite tuberc.)	+	
Péritonite tuberculeuse	+	La malade était considérée cliniquement comme guérie.
Myocardite ? — Tub. douteuse	—	
Paralysie des cordes vocales	—	
Pneumonie et pleurésie à pneumocoques	—	
2 Bronchites chroniques	2 +	
Myocardite	—	
2 Bronchites chroniques	2 —	L'état général est excellent.
Hémiplégie. — Aphasie	+	La réaction apparaît 24 heures après l'instillation et est très légère.
Appendicite	—	Le malade n'était pas considéré comme tuberculeux.

(1) Lettres à M. Calmette, 22 juin et 17 juillet 1907.
(2) *Presse Médicale*, 13 juillet 1907, d'après Lettre à M. Calmette.

Cas médicaux

Observations de M. le Docteur DESPLATS (1), (Lille)

Nombre d'individus examinés 47
Cas positifs 16
Cas négatifs 31

Détail :

Diagnostic	Résultats	Remarques particulières
Tuberculose gg^re suppurée	+	
4 Tuberculoses pulmonaires (2me degré)	4+	
Tuberculose pulmonaire ? (Diagnostic incertain)	+	
Anévrysme de l'aorte	—	Réaction particulière. — Le malade est soumis au traitement ioduré
Maladie d'Addison	—	
Cancer de l'œsophage Bronchite	—	
1 Tuberculeux pleuro-pulmonai^re	—	
2 Adénites cervicales suppurées	2 +	
4 Maux de Pott	2 + et 2 —	L'un a réagi à une seconde instillation ; le second était un cachectique.
Neurasthénique	+	Ancienne pleurite tuberculeuse.
Tuberculose verruqueuse de l'index	+	
Ascite de nature tuberculeuse	+	Ces trois malades ne réagisent qu'après une troisième instillation.
Ostéo-arthrite de l'index	+	
Bronchite	+	
2 Individus suspects	2 —	
Granulie	—	Entré à l'hôpital dans le coma.
Dilatation des Bronches	—	
2 Grippes	2 —	

(1) Lettre à M. Calmette, 27 juin et 7 juillet.
Desplats : *Ophtalmo-réaction.* — *Journal des Sciences médicales de Lille*, 27 juillet 1907.

OBSERVATIONS DE M. LE DOCTEUR DESPLATS (*suite*)

DIAGNOSTIC	Résultats	REMARQUES PARTICULIÈRES
Méningisme	—	
Anémie	—	
2 Rhumatismes articulaires	2 —	
2 Cirrhoses	2 —	
2 Neurasthénies	2 —	
Fièvre typhoïde guérie	—	
Abcès périnéphrétique	—	
Coxalgie guérie	—	
Tabès	—	
Hyperthrophie cardiaque	—	
Cirrhose cardiaque	—	
Tabès incipiens	—	
Rhumatisme articulaire	—	
Ulcère de l'estomac	—	
Péri-arthrite scapulo-humérale	+	Aucun signe clinique de tuberculose
Tabès dorsal spasmodique	—	
Adénite aiguë de l'aine	—	

Dans la discussion qui eut lieu à ce sujet à la *Société des Sciences médicales de Lille* le 10 juillet, M. DESPLATS déclara qu' « il y a lieu de se demander si les malades qui n'ont pas réagi la première fois n'ont pas, dans la plupart des cas, sinon dans tous, chassé la tuberculine de l'œil avant d'avoir pu l'absorber ».

Cas médicaux

Observations de M. le Professeur-Agrégé LETULLE (1) (Paris)

75 Observations de Tuberculose pulmonaire

Tableau I

		Réactions positives				Réactions négatives
		Nombre de cas	Degrés de la réaction III	II	I	
Hommes . . .	43	41	32	2	7	2
Femmes . . .	32	31	24	1	6	1
Totaux. . .	75	72	56	3	13	3

Tableau II

50 Observations chez des individus non tuberculeux cliniquement

		Réactions positives				Réactions négatives
		Nombre de cas	Degrés de la réaction III	II	I	
Hommes . . .	27	10	5	1	4	17
Femmes . . .	23	9	4	2	3	14
Totaux. . .	50	19	9	3	7	31

« En somme, conclut-il, l'Ophtalmo-Réaction à la tuberculine est une méthode d'investigation clinique simple, sûre et sans danger. »

Les indications qu'elle fournit ont une valeur absolue dans le cas de réaction positive sans que l'intensité du phénomène puisse servir à autre chose qu'à imposer le diagnostic de l'existence d'un foyer de tuberculose encore en évolution. »

(1) *Soc. Méd. Hôp.*, 28 juin 1907.

(2) M. Letulle, a classé en trois degrès les réactions positives obtenues.
I. Simple rougeur ayant duré plus de 8 heures.
II. Rougeur vive sans exsudat fibrineux.
III. Réaction énergique avec exsudat fibrinoïde.

Cas médicaux

Observations de M. le Docteur PROUFF (1) (Morlaix).

Nombre d'individus examinés 22
Résultats positifs. 12
Résultats négatifs . . . . 9 et 1 douteux.

Détail :

Diagnostic	Résultats	Remarques particulières
Hémiplégie	+	La femme du malade est morte tuberculeuse. — Le malade lui-même paraît très vigoureux, bien qu'alcoolique tuberculeux et hémoptoïque. Depuis lors, bien portant.
X.	+	Bonne santé apparente.
X.	+	Bonne santé.
X.	—	
Accouchée	+	
Femme à terme	—	
id.	+	
Paraplégie spasmodique	+	
Eczéma	—	
Spléno-pneumonie	+	
Infirmier (non malade)	—	
Tuberculoses multiples	+	
Tuberculoses multiples	+	
Pleurésie gauche et T. P.	+	
Tuberculose à cavernes	0	Réaction douteuse.
Tuberculose pulmonaire	+	
Emphysème	—	
Sujet sain	—	
Chancre mou	—	
Sujet sain	—	
Hémiplégie	—	
Alcoolique, maigre	+	

M. Prouff croit que la « portée de ce nouveau moyen de diagnostic est immense ». — Il pense que « l'Ophtalmo-Réaction permettra de démontrer que lorsque la tuberculose entre dans une ferme bretonne, elle contamine toute ou presque toute la ferme ».

(1) Lettres à M. Calmette, 25 juin, 4 juillet.

Cas médicaux

Observations de M. le Docteur GRILLOT (1) (Autun).

Nombre de malades examinés. 15
Cas positifs. 10
Cas négatifs 5

Détail :

Diagnostic	Résultats	Remarques particulières
Pneumonie caséeuse	+	
Tuberculose pulmonaire	+	
Anémie et hydarthrose du genou	+	Réaction légère.
Hémorrhagie cérébrale	+	Réaction légère. Antécédents bacillaires — induration d'un sommet.
Angine pultacée. T. P. suspecte	+	
Coqueluche	—	
Goitre exophtalmique	—	
T. P. 3e période	+	
T. P. 2e degré	+	
T. P. (pneumothorax)	+	
Tubercul. pulmonaire à cavernes	+	
Rhumatisme goutteux chronique	—	
Rhumatisme déformant	—	
Contusion du pied	—	
Sommet douteux ? pas de bacilles	+	

Pour M. Grillot, « les résultats sont probants et prouvent la grande valeur du procédé. »

(1) Lettres à M. Calmette, 27 juin et 13 juillet.

Cas médicaux

Observations de M. le Professeur Grasset
et de M. le Docteur Rimbaud (Montpellier)

Nombre de malades examinés. . 31
Cas positifs 13
Cas négatifs 18

Détail :

Diagnostic	Résultats	Remarques particulières
Tuberculeux avec bacilles	+	
Tuberculeux avec bacilles	+	En somme sur 8 tuberculeux avérés on a 7 + et 1 — Il s'agit d'une pleuro-bronchite sans bacilles de Koch.
Tuberculeux avec bacilles	+	Sur 15 sujets non cliniquement tuberculeux, on a 14 — et 1 + chez une épileptique.
Tuberculeux avec bacilles	+	
Tuberculeux sans bacilles	+	
Tuberculeux sans bacilles	+	Sur 8 sujets douteux on a 5 + et 3 —
Tuberculeux sans bacilles	+	
Tuberculeux douteux	+	
Tuberculeux douteux	+	
Tuberculeux douteux	+	
Tuberculeux douteux	+	
Tuberculeux douteux	+	
Sujet non tuberculeux	+	
Tuberculeux sans bacilles ?	—	
Sujet douteux	—	
Sujet douteux	—	
Sujet douteux	—	
14 non tuberculeux	14 —	

MM. Grasset et Rimbaud concluent en disant : « Nos premières recherches nous permettent de nous ranger parmi les partisans de l'Ophtalmo-Réaction qui est appelée, croyons-nous, à rendre les plus grands services pour le diagnostic de la tuberculose. »

(1) Ophtalmo-réaction à la tuberculine. Premières applications de la méthode. *Province médicale*, 13 juillet 1907.

Cas médicaux

Observations de M. le Docteur DUJON (1) (de Moulins-s[r]-Allier).

Nombre de malades examinés . 2
Cas positifs 1
Cas négatifs 1

Diagnostic	Résultats	Remarques particulières
Tumeur du mésentère	—	Cancer probable.
Ostéite tuberculeuse du tibia	+	

Observations de M. le Docteur X. (2), Médecin-major.

Nombre de malades examinés. 9
Cas positifs 2
Cas négatifs 7

Diagnostic	Résultats	Remarques particulières
Bronchite aiguë, chétif ?	—	Rien aux poumons.
Pleurésie gauche, anémie ?	+	Réaction faible.
Respiration soufflante avec quelques râles de bronchite	—	
Bronchite aiguë	—	Cholémique et chétif.
Laryngite subaiguë	—	
Scoliose dorso-lombaire	+	Famile suspecte.
Syphilis secondaire	—	Sujet très vigoureux.
Embarras gastrique	—	Hémorroïdes externes.
Goitre éxophtalmique		

M. le Dr X... dit que, d'après ces résultats, il lui semble « qu'on pourrait utiliser cette méthode pour les cas douteux et pour les malingres suspects de tuberculose. Cette recherche permettrait d'éliminer rapidement quelques malades avant que leurs lésions soient ouvertes et dangereuses pour leurs voisins ».

(1) Lettre à M. Calmette, 30 juin.
(2) Lettre à M. Calmette, 17 juillet.

Cas médicaux

Service de M. le Dr DERSCHEID (1) à Bruxelles.

Nombre de malades examinés . . 21
Résultats positifs 8
Résultats négatifs 13

Détail :

Diagnostic	Résultats	Remarques particulières
Emphysème	—	
Bronchite simple	—	
Bronchite chronique	—	
Anévrysme de l'aorte	—	
Goître	—	
Affection gastrique	—	
Emphysème	—	
Bronchite chronique	—	
Bronchite simple	—	
Névralgie intercostale	—	
Tuberculose pulmonaire. chronᵉ	+	
»	+	
»	+	
»	+	
Tuberculose pulmonaire aiguë	+	(Apparition tardive 12 à 15 heures)
»	+	
»	+	
Pleurésie bacillaire, purulente	+	
Tuberculose douteuse (?)	—	
» (?)	—	
» (?)	—	

« Mes expériences, écrit-il, sont extrêmement intéressantes et confirment pleinement les vôtres ».

(1) Lettre à M. Calmette, 4 juillet 1907.

Cas médicaux

Observations de M. le Docteur MONTAGNON (1) (Saint-Étienne)

Nombre de malades examinés . . . 33
Cas positifs 19
Cas négatifs. 14

Détail :

Diagnostic	Résultats	Remarques particulières
Rhumatisme articulaire subaigu	+	On avait pensé à du rhumatisme genre Poncet.
Rhumatisme articulaire subaigu	+	
14 Tuberculoses avérées	14+	
Fièvre typhoïde	+	A l'auscultation obscurité à gauche Micro-polyadénite
Vulvo-vaginite	+	
Pelade	—	
Mal de Bright	—	
Rhumatisme articulaire aigu	—	
Anémie	—	
Tuberculose à cavernes	—	Cachectique
8 femmes bien portantes	8 —	
1 tub. 3e degré, très cachectique	—	
Emphysème, tuberc. intestinale?	+	

« En somme, termine M. Montagnon, ces résultats sont très encourageants; le procédé est si commode qu'il est à la portée de quiconque et on conçoit l'immense service rendu à l'humanité s'il est démontré que cette réaction est infaillible. »

(1) Montagnon. — L'Ophtalmo-réaction à la tuberculine, *Province Médicale*, 20 juillet 1907.

Cas médicaux

Observations de M. le Docteur BRAILLON (1) (d'Amiens)

Nombre de malades examinés . 38
Cas positifs. 22
Cas négatifs. 16

Détail :

Diagnostic	Résultats	Remarques particulières
Rhumatisme noueux	—	
Rétrécissement mitral	—	Rien aux poumons.
Maladie mitrale	—	
Néphrite hémorrhagique	—	
Syphilis secondaire	+	Induration du sommet droit.
Rhumatisme tuberculeux de Poncet	+	
Tuberculose au début	+	
Ictère simple	+	Expiration prolongée à droite.
Tuberculose pulmonaire	+	
Tuberculose pulmonaire	+	
Tuberculose à cavernes	+	
Asthme tuberculeux	+	
Tuberculose pulmonaire	+	
Entéro-colite muco-membraneuse	+	Submatité à droite.
Sciatique rebelle	+	Tuberculose latente mais non douteuse.
Arthropathie tabétique	+	Ancienne tumeur blanche.
Syphilis	—	
Soupçon de tuberculose	+	
Accouchée	—	
Accouchée	—	
Accouchée	—	
Accouchée	—	

(1) Lettres à M. Calmette, août 1907

Observations de M. le Docteur BRAILLON (d'Amiens) (*suite*)

Diagnostic	Résultats	Remarques particulières
Accouchée	—	
Accouchée	—	
Accouchée	+	Induration du sommet.
Accouchée	+	
Accouchée	+	
Pleurésie séro-fibrineuse ?	+	
Pleurésie séro-fibrineuse ?	+	
Ramollissement du poumon	+	
Ramollissement du poumon	+	
Cardiopathie	—	
Congestion pulmonaire	—	
Adénite crurale	—	
Syphilis secondaire	—	
Sommet douteux ?	—	
Pleurésie aiguë ?	+	
Ramollissement du poumon	+	

En terminant, M. Braillon se dit, quant à lui, « tout à fait convaincu de la grande valeur pratique de l'Ophtalmo-Réaction ».

Cas médicaux

Observations de M. le Docteur SOULIÉ (1) (Alger)

Nombre de malades examinés. 50
Cas positifs 34
Cas négatifs 16

1re Expérience : tuberculine à 1/100

Diagnostic	Résultats	Remarques particulières
4 non tuberculeux	4 —	
1 douteux (pleurésie séro-fibrineuse)	—	
14 tuberculeux	3 — et 11 +	2 — Ont réagi à la solut. à 1/50

2me Expérience : tuberculine au 1/50

Diagnostic	Résultats	Remarques particulières
25 tuberculeux	23 + et 2 —	2 — Chez des tuberculeux à 2me et 3me période.
1 douteux (pleurésie)	—	
5 non tuberculeux	5 —	

Observations de M. le Docteur MÉTRAUX (2)

Nombre de malades examinés. . . 68
Cas positifs 25
Cas négatifs 43

Détail :

Diagnostic	Résultats	Remarques particulières
15 tuberculeux avérés	14 + et 1 —	1 — chez cachectique
11 suspects de tuberculose	9 + et 2 —	
42 non tuberculeux cliniquement	40 — et 2 +	2 + chez 2 chorées.

(1) *Bulletin Médical*, 14 août.
(2) *Rev. Méd. de la Suisse romande*, 20 août.

Cas médicaux

Observations de M. le Docteur CITRON (1) (Berlin).

Nombre de malades examinés. . . 90
Cas positifs 37
Cas négatifs 53

Détail :

Diagnostic	Résultats	Remarques particulières
31 tuberculeux avérés	25 + et 6 —	Cachectiques et moribonds (6 —)
14 suspects de tuberculose	11 + et 3 —	
45 sujets non tuberculeux	44 — et 1 +	

Pour M. Citron « l'ophtalmo-réaction est appelée à devenir un moyen précieux de diagnostic pour le praticien. D'une application facile, dépourvue de tout inconvénient, même chez le fébricitant, elle est un indice certain de tuberculose ».

Cependant M. Citron dit que son absence n'est pas un signe décisif de non tuberculose et il explique la pathogénie de l'ophtalmo-réaction par la production locale d'antitoxines.

---

(1) *Berlin. Klin. Wochensch*, 19 août.

Cas médicaux

Observations de M. le Docteur Clémente FERREIRA (1), Directeur du Dispensaire « Clémente Ferreira » (San-Paulo), (Brésil)

Nombre de malades examinés . . . 6
Cas positifs 5
Cas négatifs 1

Détail :

Diagnostic	Résultats	Observation
Sommet douteux (?)	+	
Sommet douteux (?)	+	
Sommet douteux (?)	+	
Sommet douteux (?)	+	
Tuberculeux avéré	+	
Tuberculeux guéri cliniquement	—	

« Tout tend à démontrer, écrit M. Clémente Ferreira, que nous possédons dans cette méthode un admirable moyen de diagnostic précoce ».

Observations de M. le Docteur Leopoldo URIARTE (2)

Détail :

		Réactions		Degrés		
		positives	négatives	1	2	3
Hommes .	79	73	6	41	29	3
Femmes . .	37	36	1	18	15	3
Total. .	116					

Les six cas négatifs chez l'homme intéressaient six cachectiques ; chez la femme il s'agissait d'une malade à interprétation difficile.

(1) Lettre à M. Calmette, 25 août 1907.
(2) *Semana Medica*, n. 33, 1907.

Cas médicaux

Observations de M. le Professeur DENYS (1) (de Louvain)

Nombre de malades examinés 24
Cas positifs 13
Cas négatifs 11

Détail :

Diagnostic	Résultats	Observations
1°) Tuberculeux :		
Cavitaire afébrile	+	Réaction nette.
Cavitaire fébrile	+	»
Afébrile 2e période	+	»
Afebrile 2e période	+	»
Tuberculose ganglionnaire	+	»
Cachectique	+	Réaction faible.
Cavitaire fébrile	+	»
Seconde période fébrile cachectique	+	»
2°) Non tuberculeux :		
8 cas affections diverses	8 —	
1 cas diabète sans tuberculose clinique	+	
3°) Tuberculeux probables sans bacilles :		
Pneumothorax afébrile	+	
Pleurésie avec épanchement	+	
Péritonite tuberculeuse afébrile	—	
4°) Tuberculeux possibles :		
Rhumatisme articulaire	+	Réaction modérée.
Fièvre typhoïde : toux	+	»
Néphrite	—	
Rhumatisme du genou	—	

(1) *Revue internationale de la tuberculose*, octobre 1907.

« L'Ophtalmo-Réaction, dit M. Denys, est donc généralement d'accord avec les autres signes cliniques : Quant aux avantages de la méthode, ils sont nombreux : sa simplicité, son innocuité, la rapidité de ses résultats, la possibilité de l'appliquer aux malades fébriles et aux petits enfants dont la tuberculose est si difficile à diagnostiquer ».

Tout récemment encore, après son compatriote Métraux, M. Henri Audéoud (1), médecin des Enfants malades à Genève, publie ses résultats :

Sur 261 tuberculeux, il obtient 247 réactions positives.

Sur 303 non tuberculeux cliniquement, il obtient 25 réactions positives.

Sur 47 suspects il obtient 38 réactions positives.

« Ces chiffres, dit l'auteur, paraissent singulièrement éloquents et engagent à poursuivre l'application du moyen diagnostique en question : l'ophtalmo-réaction à la tuberculine est un moyen de diagnostiquer la tuberculose d'une manière simple et sans danger pour le malade ».

(1 Audéoud. *Rev. méd. de la Suisse rom.* octobre 1907.

TITRE II

CHIRURGIE — ADULTES

ADULTES B. — CAS CHIRURGICAUX.

Service de M. le Professeur CARLIER (1) (Lille)

Nombre d'adultes examinés . . . 13
Résultats positifs 7
Résultats négatifs. 6

DÉTAIL :

DIAGNOSTIC	Résultats	REMARQUES PARTICULIÈRES
Tuberculose épididymaire	+	
Tuberculose rénale	+	
Rupture de l'urèthre	—	
Hypertrophie de la prostate	—	(Le malade a présenté 6 heures après de la rougeur de la conjonctive avec larmoiement. Il n'y a pas eu de filament fibrineux et cette rougeur a disparu en quelques heures).
Néoplasme du rein	—	
Lésion suspecte du rein (Tuberculose probable)	+	(Cette réaction a été positive, mais 24 heures après seulement.
Tuberculose rénale	+	
Cystite banale	—	
3 Tuberculoses rénales	3 +	dont une faible.
2 Hypertrophies prostatiques	2 —	
		3 de ces malades ont été soumis à l'épreuve à 2 reprises différentes et à 8 jours d'intervalle. La seconde épreuve a été plus tardive et moins intense.

(1) *Presse médicale*, 13 juillet 1907.

Cas chirurgicaux

Service de M. le Professeur-agrégé LE FORT (1) (Lille)

Nombre d'adultes examinés. . . . 16
Résultats positifs 10
Résultats négatifs 6

Détail :

Diagnostic	Résultats	Remarques particulières
Gangrène diabétique	—	
Abcès froid	+	
Arthrite traumatique	+	
Hernie inguinale	—	
Fistule anale ?	+	
Genu valgum	—	
Hernie inguinale	—	
Synovite bacillaire	+	
Hydarthrose double	+	(Pas de signe de Tuberculose ?
Tumeur blanche ancienne ?	+	
Coxalgie	+	(Réaction très tardive — 24 heures après). Il s'agit d'une vieille lésion pour laquelle on fit la résection de la hanche.
Varicocèle gauche	—	
Hernie inguinale	—	
Hernie inguinale	+	(Ce malade présentait à l'auscultation un des schémas de Grancher, localisé au sommet droit)
Synovite bacillaire	+	
Arthrite bacillaire	+	

(1) *Presse médicale*, 13 juillet.

Cas chirurgicaux

Observations de M. le Docteur BAZY (1) (Paris).

Nombre de malades examinés 19

Cas positifs 16

Cas négatifs 3

Détails :

Diagnostic	Résultats	Remarques particulières
Adénopathies sous maxillaires chroniques	+	
Tuberculose claviculaire	+	Obscurité respiratoire.
Abcès froid	+	
Osteo-arthrite tuberc. gros orteil	+	
Adénopathie inguinale subaiguë	+	La coupe des ganglions montre des grains purulents.
Coxalgie ancienne	+	Lésion réchauffée par un traumatisme très intense.
Pleurésie purulente à bacilles de Koch (incisée)	+	
Coxalgie prise pour entorse	+	Abcès froid.
Ostéite bacillaire de la malléole interne	+	
Fistule périnéale diagnostiquée tuberculeuse	—	
Rein droit douloureux	+	Rien aux poumons.
Rein droit tuberculeux	—	Légère rougeur de la conjonctive. Tuberculose fermée.
Urines troubles à coli-bacilles et streptocoques	+	
Salpingite bilatérale	—	
Urines troubles et purulentes	+	
Coxo-tubercul. gauche sans fièvre	+	
Tuberculose rénale	+	
Tuberculose rénale	+	
Tuberculose rénale	+	

M. Bazy se félicite « d'avoir un moyen simple, commode, rapide de faire le diagnostic de tuberculose. L'ophtalmo-réaction est ce moyen et il est intéressant surtout dans les affections génito-urinaires où la tuberculose urinaire est soupçonnée mais ne peut être affirmée. »

(1) Bazy. *Bulletins Soc. chirurgie*. Paris, 6 août 1907.

Cas chirurgicaux

Observations diverses

Nombre de malades examinés . 35
Cas positifs 23
Cas négatifs 12

Détail :

Diagnostic	Résultats	Cliniciens qui les ont communiquées
Adénite suppurée du cou	+	Pr Charmeil (Lille) *loco citato.*
Tuberculose osseuse	+	Drs Halipré et Hué (de Rouen).
Tuberculose osseuse	+	»
Mal de Pott lombaire	+	»
Coxalgie suppurée	+	»
Cancer de la vessie	+	»
Ostéomyélite	+	»
Ostéoarthrite du poignet	+	Dr Desplats, (de Lille).
Déformation costale	—	»
Arthrite de l'index	—	»
Tuberculose des deux testicules	+	Dr Prouff (de Morlaix).
Tuberculose du calcaneum	+	»
Coxalgie	+	»
Tuberc. des ganglions cervicaux	+	»
Tuberculose du pied	+	»
Tuberculose du pied	+	»
Hernie étranglée	+	»
Plaie de la face	+	»
Plaie du pouce	—	»
Tuberculose osseuse	+	»
Tuberculose du rein	+	Dr Grillot (d'Autun).
Mal de Pott	+	»
Tumeur blanche en régression	—	»
Ancienne ostéo-arthrite tuberc.	—	»
Contusion du pied	—	»
Scoliose	—	Dr X..., médecin-major.
Scoliose	+	»
Ostéite tuberculeuse du tibia	+	Dr Dujon (de Moulins, Allier).
Rein mobile	—	Dr Braillon (d'Amiens).
Métrite	—	»
Péritonite tuberculeuse	+	»
Ostéite du calcanéum ?	—	»
Hernie	—	Dr Desbonnets (de Tourcoing).
Phlegmon de la fosse ischio-rectale ?	—	»
Tuberculose ganglionnaire ?	+	Dr Vanverts (Lille).

TITRE III

CLINIQUE INFANTILE
(Médecine et Chirurgie)

ENFANTS. — A. Cas médicaux

Service de M. le Professeur-Agrégé DELÉARDE (1) (Lille).

Nombre d'enfants examinés. . . . 73
Résultats positifs 28
Résultats négatifs. 45

Détail :

Diagnostic	Résultats	Remarques particulières
Pleurésie tuberculeuse (exam. cytologique non probant)	+	A la seconde épreuve, faite huit jours après, la réaction est nette, mais tardive (24 h.) et moins intense.
Pleurésie tuberculeuse	+	
Tuberculose pulmonaire aiguë (stade cavernulaire)	+	
Bronchite supposée simple (adénopathie trachéo-bronch.)	+	La réaction a été inattendue. L'étude du sujet a décélé une adénopathie bracheo-bronchique manifeste et de nature douteuse.
Tub. des ganglions bronchiques	+	
Bronchite simple	—	
Rhumatisme aigu avec endocardite mitrale	—	
Méningite tuberculeuse	+	
Coqueluche	—	
Rhumat^me^ déformant (considéré comme de nature tuberculeuse)	+	

(1) *Presse médicale*, 13 juillet, et communications diverses.

ENFANTS. — A. Cas médicaux *(suite)*

Diagnostic	Résultats	Remarques particulières
Hérédo-syphilis	—	
Pleurésie tuberculeuse	+	
Fièvre typhoïde	—	
Fièvre typhoïde	—	
Granulie	+	La réaction manifeste 6 heures après l'epreuve a cédé rapidement et était nulle à la 9e heure. *(L'enfant était moribond).*
Rachitisme	—	
Athrepsie	—	
Athrepsie	—	
Fièvre typhoïde	—	
Anémie	—	
Anémie	—	
Broncho-pneumonie	+	
Maladie mitrale	—	
Diarrhée infantile	+	
Pleurésie purulente	—	
Embarras gastrique	—	
Bronchite aiguë	—	
Bronchite aiguë	+	
Entérite	—	
Coqueluche	—	
Pneumonie	—	
Coqueluche	—	
Chorée	—	
Néphrite chronique	—	
Cardiopathie	—	
Bronchite	—	
Néphrite chronique	+	
Dyspepsie	—	
Bronchite	—	
Hydrocéphalie	—	
Diarrhée	+	A l'autopsie de cet enfant on découvre de la tuberculose des 3 premières vertèbres dorsales non diagnostiquée pendant la vie.

ENFANTS. — A. Cas médicaux *(suite)*

Diagnostic	Résultats	Remarques particulières
Athrepsie	—	
Amygdalite suppurée	—	
Anémie	—	
Vaginite gonococcique	—	
Bronchite	—	
Pieds plats	—	
Chorée	—	
Broncho-pneumonie	—	
Bronchite	—	
Sarcome	—	
Coqueluche	—	
Rachitisme	—	
Maladie de Little	—	
Broncho-pneumonie	—	
Bronchite	—	
Adénite bacillaire	+	
Chorée	+	
Tuberculose	+	
Néphrite	+	
Néphrite	+	
Néphrite	+	
Douleurs de croissance	+	
Typhoïde	+	
Névrose	+	
Entérite	—	
Bronchite	—	
Anémie	—	
Adénite	—	
Fièvre typhoïde	+	
Congestion pulmonaire	—	
Anémie	—	
Adénite cervicale	+	

Cas médicaux

Observations de M. le Professeur-Agrégé AUSSET (Lille).

Nombre de malades examinés. 36
Cas positifs 11
Cas négatifs . . . . . . 24 et 1 douteux.

Détail :

Diagnostic	Résultats	Remarques particulières
T. P. Cachexie avancée	+	Énorme caverne.
Coqueluche	—	
Rachitisme. - Atrophie	—	
Méningite tuberculeuse probable	+	Pas de fièvre ni de céphalée.
Bronchite chronique	—	Bon état général
Atrophique. Entérite chronique	—	
Entérite chronique	—	
Adénite cervicale. Végét. adén.	—	
Végétations adénoïdes	+	Aucun signe de tuberculose.
Atrophique. Entérite	—	
Bronchite banale.	—	
Coqueluche. Aspect vénitien	—	
Végétations adénoïdes	—	Aucun signe de tuberculose.
Otite moyenne	—	
Atrophique. Bronchite aiguë	—	
Asthme, bronchite et emphysème	+	
Végétations adénoïdes	+	
Atrophique	—	
Méningite tuberculeuse probabl'	+	
Laryngite simple	—	
Atrophique. Entérite chronique	—	
Atrophique. Entérite chronique	O	Douteux.

OBSERVATIONS DE M. LE Professeur-Agrégé AUSSET (*suite*).

DIAGNOSTIC	Résultats	OBSERVATIONS
Atrophique	+	Père tuberculeux.
Adénite cervicale suppurée	—	
Mal de Pott	—	Fautes de technique.
Adénite cervicale en apparence banale	+	Végétations adénoïdes.
Adénite cervicale suite d'adénoïdite	—	
Coqueluche	—	
Rachitisme	—	
Rachitisme	—	
Adénopathie trachéobronchique	+	
Adénopathie trachéobronchique	-	
Tuberculose pulmonaire	+	
Ancienne entéro-colite membraneuse	—	
Asthme, bronchite et emphysème	—	
Bacillémie, bronchite et pleurésie sèche	+	

Cas médicaux

Observations de MM. MONGOUR et LANDE (1) (Bordeaux)

Nombre de malades examinés. . 27
Cas positifs. 14
Cas négatifs 13

Détail :

Diagnostic	Résultats	Remarques particulières
4 adénopathies cervicales	4 +	Réaction forte.
Rougeole et broncho-pneumonie	+	
Eczéma, impétigo, néphrite	+	Mère tuberculeuse.
Varicelle	+	Mère cachectique.
Pleurésie	+	
Pleuro-péritonite tuberculeuse	+	
Rhumatisme articulaire aigu	+	
Tuberculose pulmonaire	+	
Embarras gastrique	+	
Rachitisme	+	
Myopathie	+	
2 Scarlatines	2 —	
Paralysie infantile	—	
Embarras gastrique	—	
Micropolyadénie	—	
Hémiplégie spasmodique	—	
Pleurésie séro-fibrineuse	—	
Pleuro-pneumonie	—	
Paralysie bulbo-spinale aiguë	—	
2 Gale, impétigo	2 —	
Cyanose congénitale	—	
Néphrite aiguë	—	

MM. Aubaret et Magne (2) avaient publié certains résultats susceptibles de jeter un doute sur la valeur de l'ophtalmo-réaction.

(1) *Bulletin Médical*, 4 Septembre 1907.
(2) *Journal de Médecine de Bordeaux*, 15 août 1907.

Ayant répété la même épreuve « à quelques jours d'intervalle après disparition complète de la moindre trace d'injection chez des sujets qui avaient réagi à la première épreuve » ces auteurs on constaté sur treize cas cinq résultats différents. Un sujet qui avait présenté une réaction très nette à la première épreuve n'en a pas eu à la seconde.

En présence de ces résultats, MM. Mongour et Lande ont essayé une seconde fois l'ophtalmo-réaction sur dix malades ayant déjà réagi.

L'épreuve fut recommencée avec une tuberculine de même provenance, au même degré de dissolution, à la même heure et à seize jours d'intervalle (10 et 26 août).

Détail :

Diagnostic clinique	1re Réaction	2e Réaction
Adénop. cervicale. — Tub. fébrile 2e degr.	+	+
Rhumatisme articulaire aigu	+ faible	+
Adénop. cervicale. — Mère tuberculeuse.	+	+
Tuberc. 3e degré. — Cachexie	+ faible	+ faible
Eczéma. Impetigo, néphrite	+	+
Varicelle. — Mère tuberculeuse . . .	+	+
Adénopathie cervicale.	+	+
Adénopathie cervicale.	+ faible	+
Micropolyadénopathie.	—	—
Embarras gastrique	—	+

Pour ce dernier cas, les auteurs se demandent s'il n'y avait pas eu faute de technique ou d'interprétation.

M. Ch. MANTOUX (de Cannes) (1), cependant, ne conclut pas comme les observateurs qui précèdent : Voici les résultats qu'il a obtenus chez 200 enfants de 2 à 16 ans.

« M. Ch. MANTOUX a pratiqué systématiquement l'ophtalmo-réaction chez deux cents sujets de 2 à 16 ans en dépôt à l'Hospice des Enfants assistés dans le service du Professeur HUTINEL.

Ces enfants recueillis temporairement par l'Assistance publique ne sont nullement des malades : éloignés de l'école ou de la crèche par une circonstance fortuite, ils y retourneront quelques jours après ; ils représentent donc exactement l'ensemble des enfants du même âge et du même milieu social.

En employant la tuberculine de l'Institut Pasteur de Lille en solution à 1 °/₀ suivant la technique de M. CALMETTE, M. Ch, MANTOUX a trouvé 8 °/° de résultats nettement positifs : la proportion augmente avec l'âge : 4 °/₀ de 2 à 5 ans, 9 °/₀ de 6 à 10 ans, 10 °/₀ de 11 à 16 ans.

On sait, dit cet auteur, que « la fréquence des tuberculoses latentes s'accroît également avec l'âge, mais leur pourcentage, tel qu'il résulte des examens nécropsiques, est bien supérieur à 8 °/₀, et l'ophtalmo-réaction ne décèle qu'une faible partie d'entre elles.

Chez les seize enfants qui ont réagi, trois seulement ont été, par l'examen clinique, trouvés suspects de tuberculose ; par contre, on a noté chez des enfants n'ayant pas réagi des anomalies res-

(1) MANTOUX. — *Congrès de Médecine de Paris*, octobre 1907.

piratoires consistant en une diminution du murmure vésiculaire avec ou sans rudesse du côté opposé, anomalies répondant par conséquent aux symptômes du premier stade de M. Grancher.

Comme les enfants n'ont pas été suivis et que plusieurs d'entre eux présentaient en outre une respiration nasale défectueuse, on n'a pu savoir si ces symptômes étaient ou non permanents.

Il n'en est pas moins singulier de constater le peu de concordance entre l'examen stéthoscopique et l'ophtalmo-réaction. Si celle-ci, qu'elle soit positive ou négative, donne une indication fort intéressante, elle doit cependant être interprétée avec beaucoup de réserve. »

Ces observations sont les seules que nous ayons reçues et qui ne concordent pas avec les précédentes, ni surtout avec celles de M. le Professeur Comby, que nous allons maintenant rapporter.

Cas médicaux

Observations de M. le Professeur COMBY (1) (Paris)

Nombre de malades examinés. 132
Cas positifs 62
Cas négatifs 70

Détail :

Diagnostic	Résultats	Remarques particulières
Amygdalite aiguë	—	
Fièvre typhoïde	—	
Pneumonie	—	
Misère physiologique	—	
Rougeole	—	
Broncho-pneumonie	—	
Anémie	—	
Invagination intestinale	—	avec autopsie confirmative: pas de T.
Cystite tuberculeuse	+	
Anémie	+	
Pleurésie	+	
Péritonite	+	
Bronchite	+	Réaction très intense
Bronchite	+	Réaction très intense
Tuberculose	+	
Anémie	+	

M. Comby termine cette première lettre en disant : « Résultats merveilleux, procédé très élégant et très sûr, d'une grande sensibilité. »

Dans cette première série de 16 cas et dans une autre de 58 cas, M. le Professeur Comby dit avoir obtenu des résultats conformes à ceux de M. le Professeur Calmette.

Dans la *Presse médicale* du 10 août 1907, M. Comby (2) nous écrit :

« J'ai, à l'heure actuelle, soumis 132 enfants à l'épreuve de l'ophtalmo-réaction. Sur ce nombre, 62 ont réagi et 70 n'ont présenté aucune réaction.

(1) Lettre à M. Calmette, 10 juillet.
(2) Comby. — *Presse Médicale*, 10 Août 1907.

» *Parmi les premiers, j'ai pu déjà faire quatre autopsies qui ont confirmé le diagnostic de tuberculose. Parmi les seconds, six ont été trouvés indemnes de toute lésion tuberculeuse après la mort* ».

Et il conclut en disant :

« L'ophtalmo-réaction me paraît donc un moyen sûr, inoffensif et pratique de diagnostic de la tuberculose chez l'enfant; je n'hésite pas à la recommander aux médecins praticiens. Avec l'ophtalmo-diagnostic, on pourra faire la sélection des enfants tuberculeux dans les familles, dans les écoles, dans les hôpitaux, dans toutes les collectivités, et prendre des mesures en conséquence pour le traitement et pour la préservation ».

Dans un article récent, (1) où il résume toutes ses observations portant sur 300 cas, M. le Professeur Comby déclare que les vérifications anatomiques ont toujours confirmé les résultats soit positifs, soit négatifs de l'Ophtalmo-Réaction. Il conclut ainsi :

« Le procédé de dépistage de la tuberculose, que nous a fait connaître M. Calmette, est des plus simples, des plus élégants et des plus sûrs. — Il ne m'a causé aucune déception chez 300 enfants sains ou malades. — Ce moyen, que j'ai toujours trouvé inoffensif, permet de déceler la tuberculose chez des enfants qui paraissent indemnes par les moyens ordinaires d'investigation clinique. Il permet aussi de déclarer indemnes des enfants que leur habitus extérieur, leur ambiance rendaient suspects ».

(1) Comby. — Oculo-réaction à la tuberculine en clinique infantile, d'après 300 observations. — *Bulletin Médical*, 20 novembre 1907.

ENFANTS. — Cas chirurgicaux.

Service de M. le Professeur-agrégé GAUDIER (1) (Lille).

Nombre d'enfants examinés . . . 18
Résultats positifs. 9
Résultats négatifs 9

Détail :

Diagnostic	Résultats	Remarques particulières
Cancer du rectum	—	Au stade cachectique.
Ostéomyélite du tibia	+	L'enfant a été examiné médicalement. On lui a trouvé une inspiration rude au sommet : en un mot, un état répondant à un des schémas de Grancher.
Tuberculose du métatarse	+	
Ostéomyélite du tibia	+	La nature de l'affection semble tuberculeuse.
Paralysie infantile	—	
Fracture de cuisse	+	(?)
Luxation congénitale de la hanche	+	Mauvais état général. Polyadénite.
Lésions tuberculeuses du pied	+	
Tumeur blanche du pied	+	
Pied bot	—	
Paralysie infantile	—	
Prolapsus rectal	—	
Pied bot	—	
Tumeur blanche du genou	+	
Ostéomyélite	—	
Luxation congénitale	—	
Genu valgum. Adénite sous-maxillaire de nature indéterminée.	+	Cette réaction a été tardive et ne s'est montrée que 24 heures après.
Brûlure	—	A signaler une légère rougeur conjonctivale qui a duré 24 heures.

(1) *Presse Médicale*, 13 juillet.

Cas chirurgicaux

Observations de M. le Docteur Henri MOUTON (1) (Lisbonne).

Nombre des malades examinés 41
Cas positifs 29
Cas négatifs 12

Détail :

Diagnostic	Résultats	Remarques particulières
Mal de Pott dorsal	+	Réaction forte.
Tuberculose pulmonaire	+	
Ostéite tub. suppurée des 3e et 4e métacarpiens de la main droite	+	Réaction moyenne.
Adénite suppurée cervicale	+	
Tuberculose pulmonaire	+	
Adénopathie trachéo-bronchique	+	
Mal de Pott dorsal	+	
Adénopathie trachéo-bronchique	+	
Tuberculose pulmonaire	+	
Mal de Pott dorsal	+	Réaction forte.
Mal de Pott dorsal	+	
Tuberculose suspecte	+	
Tuberculose pulmonaire	+	
Tuberculose pulmonaire	+	
Tumeur blanche	+	
Coxo-tuberculose suppurée	+	Réaction forte.
Tuberculose pulmonaire	+	
Adénop. trachéo-bronchique	+	
Bronchite	+	
Bronchite	+	
Pl euro-péritonitetuberculeuse	+	
Adénite cervicale	+	Réaction forte.

(1) *A Medicina contemporanea*, 4 août 1907.

OBSERVATIONS DE M. LE Dr HENRI MOUTON (Lisbonne) (*suite*).

DIAGNOSTIC	Résultats	REMARQUES PARTICULIÈRES
Tuberculose pulmonaire	+	
Bronchite suspecte ?	+	
Coxo-tuberculose suppurée	+	
Bronchite suspecte ?	+	
Broncho-pneumonie	+	
Tuberculose pulmonaire	+	
Granulie	+	
Entéro-colite muco-membraneuse	—	
Ancienne Coxo-tuberc. suppurée Respiration rude d'un sommet	—	Traitée depuis un an
Pneumonie	—	
Ostéo-myélite	—	
Scoliose	—	
Coxo-tuberculose suppurée	—	
Misère physiologique	—	
Rachitisme	—	
Anémie	—	
Hérédité tuberculeuse	—	
Artério-sclérose	—	
Tuberc. pleuro-péritonéale	—	Moribonde

Observations de M. le Docteur BOSC (1) (Paris).

Nombre de malades observés. 63
Cas positifs 45
Cas négatifs 18

Diagnostic	Résultats	Observations particulières
36 Malades franchement tuberculeux	35 + et 1 —	1— chez mal de Pott en voie de guérison (2).
17 Malades suspects de tuberculose	10 + et 7 —	
10 Malades non suspects de tuberculose	10 —	

Observations de MM. LESNÉ et MARRE (3)

Nombre de malades observés. 63
Cas positifs 42
Cas négatifs 21

1° *Malades considérés comme tuberculeux.*

Catégories de Malades	Réactions positives	Réactions négatives
9 Tuberculoses vertébrales. . .	8	1 (mal de Pott guéri)
7 Tuberculoses de la hanche . .	7	0
4 Tuberculoses du genou . . .	4	0
2 Tuberculoses du coude . . .	2	0
5 Spinas ventosas	5	0
3 Adénites tuberculeuses . . .	3	0
1 Lymphome tuberculeux du cou.	1	0
1 Synovite tuberculeuse . . .	1	0
2 Méningites tuberculeuses . .	2	0
1 Pleurésie tuberculeuse . . .	1	0
1 Adén. trachéobronch. tubercul.	1	0
Totaux 36	35	1

(1) *Pédiâtrie pratique*, 1er novembre 1907.

(2) M. Letulle a montré que la réaction n'apparaissait plus chez des malades cliniquement guéris.

(3) *La Clinique*, 30 août 1907.

2 *Malades suspects de tuberculose.*

Catégories de Malades	Réactions positives	Réactions négatives
3 Ostéites chroniques	2	1
1 Mastoïdite	0	1
4 Abcès multiples	2	2
1 Tuberculose péritonéale guérie.	0	1
8 Tubercul. pulm. probables . .	3	5 cachectiq
Totaux 17	7	10

3° *Malades considérés comme non tuberculeux.*

Catégories de Malades	Réactions positives	Réactions négatives
6 Broncho-pneumonies	0	6
2 Purpura	0	2
1 Rhum. articulaire aigu . . .	0	1
1 Fièvre typhoïde	0	1
Totaux 10	0	10

« En somme, concluent-ils, l'ophtalmo-réaction est une méthode simple, rapide, sans danger, et qui peut être pratiquée chez les fébricitants.

Dans les cas positifs, elle semble indiquer d'une façon sûre l'existence dans l'organisme d'un foyer tuberculeux en évolution, foyer dont la clinique aura à préciser la localisation et l'étendue ».

MM. Dufour et Bruslé (1) déclarent qu'ils ont employé cette méthode chez un grand nombre d'enfants : elle leur a donné de très bons résultats. C'est une épreuve très favorable pour le

(1) *Soc. méd. Hôp.* 19 juillet.

dépistage de la tuberculose. Elle est inoffensive et n'a causé aucun accident. La réaction ne fut forte qu'une seule fois. chez un grand garçon.

Dans le courant des mois de septembre et octobre, M. le docteur SONNEVILLE, assistant à l'Institut Pasteur de Lille, obtenait à la crèche municipale de la Ville de Lille :

1 résultat positif pour 20 enfants de 0 à 1 an et

2 résultats positifs pour 18 enfants de 1 an à 2 ans 1/2.

Ophtalmo-Réaction chez les nouveau-nés. — L'intérêt capital de l'Ophtalmo-Réaction, comme le dit M. le Professeur CALMETTE (1), réside dans ce fait qu'elle va permettre d'organiser *scientifiquement* la prophylaxie antituberculeuse dans les familles et dans les milieux collectifs, où la contagion a le plus de chances d'exercer ses ravages. « Tout d'abord, elle nous sera d'un précieux secours pour trancher définitivement la grande et si importante question de l'hérédité de la Tuberculose ».

M. PROUFF (2), de Morlaix, a expérimenté sur trois nouveau-nés dont les mères avaient réagi et n'obtint aucun résultat. A Lille, M. le professeur-Agrégé BUÉ et le docteur SONNEVILLE, assistant à l'Institut Pasteur, firent les mêmes essais à la Maternité de l'hôpital de la Charité : 54 mères furent soumises à l'épreuve et fournirent douze résultats

---

(1) Professeur A. CALMETTE. — Prophylaxie de la tuberculose par la recherche de l'ophtalmo-réaction à la tuberculine. *La Clinique*, 30 août 1907.

(2) Lettre à M. CALMETTE, 14 juillet et 17 juillet.

positifs. Aucun des nouveau-nés de ces mères ne présenta de réaction.

Les expériences ne sont pas encore très nombreuses, mais, conclut M. Calmette (1) : « On a pu constater jusqu'à présent que les nouveau-nés ne réagissent jamais, tandis que les mères tuberculeuses réagissent. Si le fait se confirme, on en devra déduire que, comme on l'a démontré pour l'espèce bovine (Bang, Nocard), l'enfant *ne naît pas tuberculeux,* sauf dans des cas tout à fait exceptionnels de tuberculose congénitale, où l'infection du fœtus a pu être réalisée directement par le sperme ou l'ovule. Le rôle primordial de la contagion après la naissance s'affirmera alors d'autant plus aisément qu'il sera possible de surprendre — en répétant l'ophtalmo-réaction à intervalles suffisamment rapprochés — le moment exact où l'organisme commence à être envahi par le processus tuberculeux »

(1) *La Clinique* (loco-citato).

TITRE IV

PSYCHIATRIE

Le 27 juillet 1907, à la *Société de Biologie* (1) A. MARIE (de Villejuif) et BOURIHLET font connaître leurs premiers résultats d'ophtalmo-réaction en psychiâtrie.

I. — Paralytiques généraux non soupçonnés de tuberculose

Nos	NATURE DE L'AFFECTION	RÉACTION
1	P.G . . . agité	—
2	P.G . . . agité	—
3	P.G . . . agité	—
4	P.G . . . agité	—
5	P.G . . . non alité	—
6	P.G . . . non alité	—
7	P.G . . . non alité	—
8	P.G . . . non alité	—
9	P.G . . . non alité	—
10	P.G . . . alité	—
11	P.G . . . alité	—
12	P.G . . . alité	+
13	P.G . . . alité	+
14	P.G . . . alité	+ (intense)
15	P.G . . . alité	Pas de réaction locale. — Réaction générale.- Eruption. Autopsie.- Tubercule enkysté et caséeux au sommet du poumon droit.

(1) MARIE et BOURIHLET. — *Soc. de Biologie*, 27 juillet 1907.

II. — Aliénés tuberculeux ou soupçonnés atteints de tuberculose

Nos	Nature de l'Affection	Réaction
1	Dépression hypocondr. — Tub. pulm.	+ Intense.
2	Alcoolisme chronique. — Tub. pulm.	+ Légère.
3	Alcoolisme chronique. — Pleurésie anc.	+ Moyenne.
4	Débilité mentale. — Abcès froids anc.	+ Moyenne.
5	Dément. — Abcès froids de l'aisselle.	+ Très intense.
6	Débilité mentale. — Lupus	+ Légère.
7	Alcoolisme chronique. — Tuber. pulm.	—
8	Dépression mélanc. — Anc. tumeur bl.	—
9	Alcoolisme et tuberculose pulmonaire.	+
10	Dégénérescence mentale. — Tub. pulm.	+
11	Débilité congénitale. — Gibbosité . .	+
12	Débilité congénitale. — Père tubercul.	+ Légère.
13	Dégénéré hypocondr. — Pleurésie anc.	+
14	Dégénéré. — Antécédents tuberculeux	—
15	Mélancolie. - Émaciat. parasitophobique	+

III. — Démences précoces

Nos	Nature de l'Affection	Résultats
1	Démence précoce	+
2	Démence précoce	+ Légère.
3	Démence précoce	+ Légère.
4	Démence précoce	+
5	Démence précoce	+ Légère.
6	Démence précoce	+
7	Démence précoce	
8	Démence précoce	—
9	Démence précoce. — Coxalgie ancienne	—
10	Démence précoce	—

MM. Marie et Bourihlet concluent en disant : « Vu la difficulté et l'intérêt d'une sélection des aliénés tuberculeux, la réaction de Calmette a une importance évidente en psychiâtrie.

Il est intéressant de relever 6 réactions positives sur 10 déments précoces, en raison de la thèse soutenue par Kiernan, Dunton, Claus, Dide, etc., de l'origine toxi-tuberculeuse de certaines démences précoces. »

Marie communique bientôt d'autres résultats et annonce qu'il a soumis cent malades à la réaction à la tuberculose.

Ces cent malades se décomposent de la façon suivante :

50 paralytiques avancés non soupçonnés de tuberculose et

15 déments organiques.

Total 65 parmi lesquels 11 donnent une réaction positive. De plus, sur 15 aliénés alcooliques, mélancoliques ou débiles divers ayant eu ou ayant encore des signes d'affection apparemment tuberculeuse, 13 donnent des résultats positifs.

Enfin, sur 20 démences précoces, 11 réactions positives.

A la même séance du 27 juillet 1907 à la Société de Biologie, M. Jean Lépine (1) disait :

« Au cours de recherches sur la tuberculose du

(1) Jean Lépine.— Ophtalmo-Réaction en Psychiâtrie.— *Société de Biologie*, 27 juillet 1907. (Travail de la *Clinique psychiâtrique de l'Université de Lyon*, professeur Pierret.)

système nerveux, j'ai appliqué chez des aliénés l'ophtalmo-réaction avec de la tuberculine que M. Calmette a bien voulu m'adresser.

Voici les résultats fournis par une première série de 24 malades :

Réactions positives. — 14, se décomposant ainsi :

1) Tuberculose pulmonaire avérée : 4. Ces malades présentaient cliniquement des signes d'induration légère des sommets. Ils n'avaient ni symptômes de ramollissement ni élévation thermique habituelle.

2) Lupus de la face, sans signe de tuberculose : un cas.

3) Signes très douteux de tuberculose pulmonaire, sans modifications importantes de l'état général : six cas.

4) Aucun signe clinique de tuberculose : trois cas. Les trois malades chez lesquels l'auscultation répétée n'a pas permis de trouver de signes de tuberculose, sont : un paralytique général et deux femmes atteintes de confusion mentale.

Réactions négatives. — Dix, dont sept chez des individus, sans aucun signe clinique de tuberculose et qui ont en quelque sorte servi de témoins ; un cas présentant quelques signes très douteux à l'auscultation et deux cas avec bronchite suspecte. Dans l'un, il y avait un peu de congestion à un sommet, où, deux mois avant, au cours d'une poussée de grippe, on avait noté des signes pseudo-cavitaires, disparus très rapidement.

Conclusions. — « Les résultats ont été, pour les cas nets, conformes à ce que l'on pouvait attendre. Il en résulte que le partage opéré au moyen de la réaction parmi nos cas cliniquement douteux prend une valeur de probabilité très grande au point de vue de la tuberculose.

Au point de vue spécial de la psychiâtrie, l'ophtalmo-réaction semble appelée à rendre de grands services pour déterminer des étiologies douteuses, spécialement dans certains cas de confusion mentale ».

Le 12 octobre dernier (1), nouvelle série d'expériences :

Réactions positives : 10.

2 tuberculoses avérées.
7 cliniquement douteux.
1 démence précoce.

Réactions négatives : 14.

7 sans tuberculose clinique.
6 cliniquement douteux.
1 tuberculeux ganglionnaire cicatrisé.

Au point de vue du *diagnostic mental*, les *24 réactions positives* de ces deux premières séries se décomposent ainsi :

2 épilepsies.
7 confusions mentales et délires hallucinatoires aigus.
7 délires de persécution à évolution chronique.
7 démences précoces.
1 paralysie générale.

(1) Lépine et R. Charpenel, *Société de Biologie*, 12 octobre 1907.

En dehors des sept cas positifs correspondant au tableau de la démence précoce, ils ont obtenu une réaction négative dans deux cas du même syndrome, tous deux sans signes stéthoscopiques de tuberculose. Mais, pour l'un d'eux, la réaction négative, une première fois, s'est montrée nettement positive depuis.

M. le Dr Jean Lépine et M. le Dr R. Charpenel concluent alors :

« Pour le syndrome clinique de nature discutable que l'on désigne en général sous le nom de démence précoce, la tuberculose décelée par cette nouvelle méthode paraît au moins aussi fréquente que l'avaient indiqué divers observateurs au moyen des procédés classiques de diagnostic, ou par l'injection de tuberculine et, d'autre part, M. A Marie, au moyen de l'ophtalmo-réaction dans sa communication du 27 juillet dernier ».

L'Ophtalmo-Réaction à l'Asile d'Armentières. — Des expériences faites par nous à Armentières à l'Asile d'aliénés, en collaboration avec M. le Professeur-agrégé Raviart, médecin en chef, et de MM. Gayet, Lorthiois et Cannac, internes, nous ont donné des résultats qui confirment et précisent les précédents.

Du reste, ceux-ci ont suggéré à M. Raviart des considérations d'ordre psychiâtrique que nous allons à présent transcrire in-extenso, telles qu'il a bien voulu nous les remettre.

« Ceux qui savent avec quelles difficultés l'on

se trouve aux prises lorsqu'il s'agit de diagnostiquer la tuberculose pulmonaire chez certains aliénés comprendront l'empressement avec lequel, dans bon nombre d'asiles de notre pays le nouveau moyen d'investigation préconisé par le professeur CALMETTE a été expérimenté.

» D'autre part, comme les travaux publiés au cours des dernières années l'ont fait prévoir, la tuberculose paraît revendiquer une part assez large dans l'étiologie d'un certain nombre de formes morbides du domaine de la psychiâtrie ; aussi trouvera-t-on, là encore, une des raisons pour lesquelles nous avons accueilli aussitôt ce nouveau procédé qui nous permettait, non seulement de dépister la tuberculose pour la combattre, mais encore de la déceler pour mettre à son actif l'éclosion de certaines formes de psychopathies.

» Le travail que nous avons entrepris comportera donc tout naturellement deux parties distinctes :

» Dans la première, c'est de tuberculose exclusivement qu'il s'agira, et on y trouvera nos statistiques globales, de même qu'un certain nombre de considérations relatives à la fréquence de la tuberculose par rapport à l'âge des sujets et aussi à la durée de leur séjour à l'asile. Dans cette première partie prendront encore place quelques observations isolées ; ce seront celles que nous avons jugées propres à démontrer la valeur diagnostique de l'ophtalmo-réaction, par ce fait que, chez les sujets non reconnus tuberculeux de leur vivant, furent trouvées à l'autopsie des lésions bacillaires plus ou moins étendues. Ce seront encore les cas dans lesquels les sujets vivant encore et ayant présenté l'une de ces affections ganglionnaires, cutanées ou osseuses, dont la nature tuberculeuse demande à être mise en évidence, auront ou non réagi.

» Dans la seconde partie de notre travail, nous essayerons d'étudier les rapports de la tuberculose avec les diverses maladies mentales ; nous verrons quel degré de fréquence elle affecte pour chaque catégorie de malades, et peut-être les résultats de ces statistiques ne seront-ils pas sans intérêt au point de vue étiologique.

I

» Nous avons recherché l'ophtalmo-réaction chez 623 sujets adultes et 66 enfants de cinq à seize ans. Il va sans dire que les sujets présentant la moindre inflammation oculaire et pouvant de ce fait présenter des causes d'erreur ont été éliminés.

» Nous avons procédé de la façon suivante : une goutte de la solution de tuberculine de Calmette était instillée dans l'œil gauche ; on évitait que le malade y portât la main et on l'observait pendant un temps qui atteignit huit jours pour certains d'entre eux. Cette longue durée s'explique par les multiples modalités que présente à l'observateur l'ophtalmo-réaction. Si, en effet, le phénomène se produit tellement souvent dans les vingt-quatre heures que c'est cette durée qui a été fixée par Calmette, des réactions retardées et prolongées se peuvent observer. Nous avons cherché à étudier ces dernières, et elles feront prochainement l'objet d'une courte note complémentaire. Quant à présent, nous ne tiendrons compte que des cas dans lesquels l'ophtalmo-réaction s'est produite dans les délais normaux, et les statistiques qui vont suivre n'auront trait qu'à ceux-ci.

» Sur 623 adultes :

272 fois, la réaction fut positive,

328 fois, elle fut négative,

23 malades présentèrent une réaction douteuse ; ce qui fait que 43 °/₀ de nos malades adultes apparaissent ainsi comme entachés de tuberculose, tandis que 53 °/₀ semblent indemnes et 4 °/₀ demeurent douteux à ce point de vue.

» Pour 66 enfants, nos résultats sont les suivants :

42 réactions positives,
21 réactions négatives,
3 réactions douteuses,

ce qui nous donne 64 °/₀ d'énfants tuberculeux, 32 °/₀ d'indemnes et 4 °/₀ de suspects.

» Ces chiffres apparaîtront considérables, mais ils ne surprendront pas ceux qui savent, d'une part, la fréquence de la tuberculose pulmonaire dans la région du Nord et à Lille en particulier, la fréquence de cette maladie chez les aliénés et, enfin, pour les dernières statistiques, le gros tribut que lui paie l'enfance.

» Nous n'avons pas voulu nous borner à cette statistique globale et nous avons recherché s'il n'y avait pas quelque rapport entre le degré de fréquence de cette affection et la durée de séjour de malades à l'asile. Nous ferons remarquer ici que cette proportion permettra jusqu'à un certain point de reconnaître quel rapport existe entre cette fréquence et l'âge des malades. Nous reviendrons du reste tout à l'heure sur ce point.

» Nous avons classé les aliénés en cinq catégories, suivant la durée de leur séjour : ceux de 0 à 1 an, ceux de 1 à 5, de 5 à 10, de 10 à 20 et enfin de 20 ans et plus.

» Voici pour les adultes et pour les enfants quels sont les résultats obtenus :

Durée de séjour	Adultes			Enfants		
	Positifs	Négatifs	Douteux	Positifs	Négatifs	Douteux
De 0 à 1 an	36	79	11	4	11	0
De 1 à 5 ans	81	101	6	21	6	1
De 5 à 10 ans	69	62	4	10	2	1
De 10 à 20 ans	59	62	2	7	2	1
De plus de 20 ans	27	24	0	»	»	»

» Que devons-nous retenir de ces chiffres ? Il nous a semblé que les graphiques ci-dessous l'exprimaient assez clairement :

Adultes

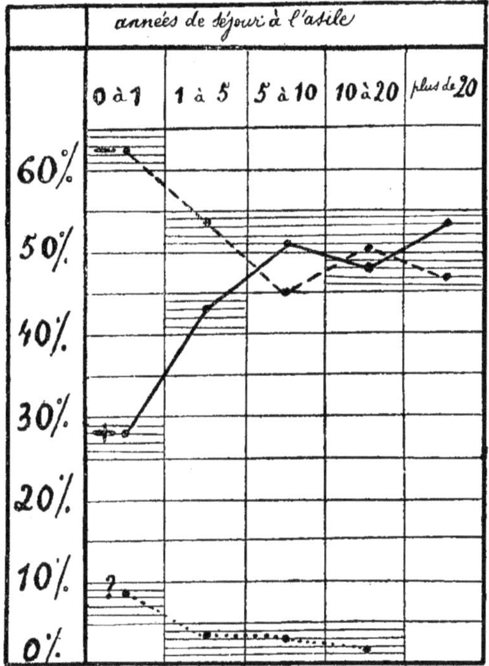

Courbe indiquant la proportion de fréquence de la tuberculose par rapport à la durée de séjour à l'asile.

Le trait plein figure les réactions positives, le tireté les réactions négative le pointillé les réactions douteuses

» Il apparaît fort nettement que la tuberculose est d'autant plus fréquente chez nos malades que leur séjour a été plus long. A noter un léger fléchissement dans la proportion en ce qui concerne les sujets ayant séjourné de 10 à 20 ans. A noter encore que la progression est surtout intense jusqu'à la dixième année de séjour; plus tard, la courbe ne s'élève guère et l'on conçoit du reste que les sujets tuberculisables aient, au bout de dix ans, été presque tous contaminés. Les réactions douteuses apparaissent de moins en moins fréquentes à mesure qu'il s'agit de séjour de plus en plus prolongé.

» En ce qui concerne les enfants dont nous reproduisons ci-dessous la courbe,

Enfants

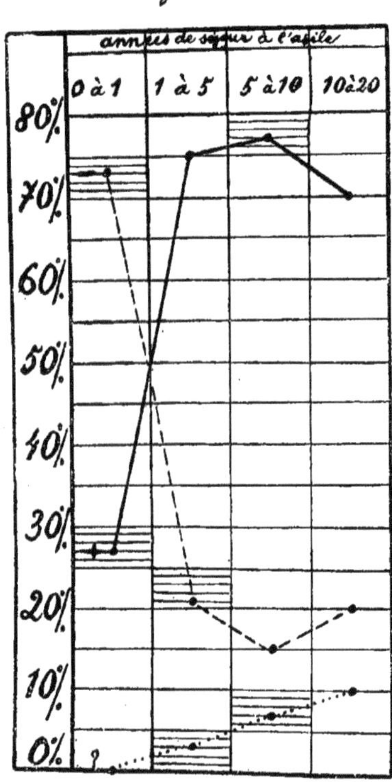

nous voyons que c'est avec une extrême rapidité

que leur tuberculisation semble s'effectuer, et que, de un an à cinq ans, le nombre des tuberculeux atteint presque son maximum. Inversement, on voit naturellement la ligne indiquant la proportion des réactions négatives descendre presque verticalement pour la même durée de séjour. On remarquera encore que la proportion des réactions douteuses ne cesse pas, elle aussi, de s'accroître.

Ophtalmo-réaction et psoriasis, fistule, abcès froid, otite, tumeur blanche du genou, pleurésie avec épanchement. — Voici, prises parmi nos observations, celles qui nous ont semblé présenter quelque intérêt, étant données les diverses affections notées chez les sujets.

» *Psoriasis.* — Deux sujets atteints de cette dermatose et ne semblant pas tuberculeux à l'auscultation ont été instillés : l'un d'eux a réagi le premier jour; l'autre a présenté une réaction tardive, observée seulement le deuxième jour.

» *Fistule anale.* — Un malade présentant une fistule anale et des signes de bronchite chronique n'a pas présenté de réaction.

» *Abcès froid.* — Deux malades présentant depuis plusieurs années des abcès froids de la région cervicale ont réagi franchement. Un autre, chez lequel nous avons vu évoluer longuement un abcès froid du sein, a présenté une réaction positive. Plusieurs sujets, enfin, chez lesquels nous avons relevé des cicatrices d'écrouelles, figurent parmi ceux dont la réaction fut positive.

» *Otite.* — Neuf malades atteints d'otite ont tous réagi ; deux d'entre eux, d'ailleurs, sont manifestement atteints de tuberculose pulmonaire.

Tumeur blanche du genou. — Un sujet, atteint de tumeur blanche du genou remontant à de longues années, réagit positivement. L'autopsie, sur les résultats de laquelle nous reviendrons tout à l'heure, montra quelques lésions pulmonaires non decelées cliniquement.

» *Pleurésie séro-fibrineuse.* — Deux de nos malades, V .. et L..., ont présenté, l'un il y a quelques mois, l'autre au cours même de nos recherches, une pleurésie séro-fibrineuse à épanchement riche en lymphocytes : l'ophtalmo-réaction fut nettement positive dans l'un et l'autre cas.

» ***Ophtalmo-réaction chez les tuberculeux cachectiques.*** — L'immense majorité des tuberculeux avérés que nous avons instillés ont réagi, et, sur quatre malades profondément cachectisés, un seul, décédé du reste vingt heures après l'instillation, n'a présenté à aucun moment de réaction appréciable.

» ***Valeur de l'ophtalmo-réaction contrôlée à l'autopsie.*** — Depuis le début de nos recherches, quelques-uns de nos malades sont morts, de sorte que nous avons pu vérifier la valeur diagnostique du procédé.

» Voici d'abord un malade âgé de quarante-trois ans, paralytique général, ne présentant rien de particulier du côté de la poitrine et ne réagissant pas à la suite de l'instillation. Il succombe au cours d'accidents urémiques, et l'autopsie pratiquée le 12 novembre ne permet pas de constater la moindre lésion de nature tuberculeuse.

» En voici un autre, âgé de soixante-sept ans, débile mental alcoolique, n'ayant pas davantage réagi, et chez lequel l'autopsie a donné les mêmes résultats.

» Enfin, le nommé G...., âgé de soixante et un ans, alcoolique chronique n'avait pas plus réagi que les deux précédents. L'autopsie ne permit de décéler aucune lésion de nature tuberculeuse.

» Par contre, les cinq autopsies suivantes sont venues confirmer les résultats positifs fournis par l'ophtalmo-réaction. En voici le compte-rendu succinct.

» Le malade F.... âgé de quarante ans, atteint de dépression mélancolique, présentait une tumeur blanche ancienne du genou ; il succombait le 10 septembre, au milieu des phénomènes méningitiques. A l'autopsie : petit nodule caséeux du volume d'une noisette et tubercule crétacé du volume d'un grain de blé siégeant au niveau du lobe supérieur gauche ; quelques fines granulations tuberculeuses parsemaient les méninges.

» D. ., âgé de 49 ans, atteint de débilité mentale, succombait à la suite d'accidents infectieux le 17 septembre ; l'autopsie montrait l'existence de dix petits nodules caséeux au sommet du poumon droit ; un autre siégeait au niveau du sommet opposé.

» Le malade B..., âgé de 35 ans, paralytique général tabétique, succombait dans le marasme le 25 septembre. Le sommet du poumon droit présentait plusieurs petites cavernes du volume d'un pois, et le gauche était le siège d'une autre excavation du même volume.

» Enfin, la petite C. , âgée de 12 ans, idiote, épileptique, fait la rougeole et meurt le 3 octobre emportée par une broncho-pneumonie ; à l'autopsie, rien *qu'un tout petit nodule crétacé occupant le sommet du poumon droit.*

II

» ***Les diverses variétés d'aliénation mentale vis-à-vis de l'ophtalmo-réaction.*** — Nous avons jusqu'ici étudié l'ophtalmo-réaction en tant qu'élément de diagnostic; nous avons vu que sa valeur nous était démontrée par les résultats de nos autopsies ; nous savons, grâce à elle, combien de nos malades sont tuberculeux; voyons maintenant, étudiant comment se sont comportées vis-à-vis d'elle les diverses catégories d'aliénés, si nous ne trouverons pas matière à réflexion dans les rapports respectifs que nous allons noter.

» Le tableau suivant résume les résultats obtenus chez 620 adultes, et la courbe qui lui fait suite rend bien apparente la fréquence de l'ophtalmo-réaction chez les diverses catégories de malades.

ADULTES

Nom de la Maladie	Nombre de malades observés	Résultats de l'ophtalmo-réaction		
		Positifs	Négatifs	Douteux
Délire de Persécution	36	10	25	1
Paralytiques	43	14	25	4
Alcoolisme	26	9	15	2
Epilepsie	87	29	57	2
Démence sénile	19	7	12	0
Imbécillité	69	27	41	1
Démence organique	7	3	2	2
Débilité mentale	210	94	112	6
Démence précoce	30	18	11	1
Idiotie	54	34	15	3
Démence vésanique	35	25	9	0
Syphilis cérébrale	3	0	2	1
Tabès	1	1	0	0
Totaux :	620	271	326	23

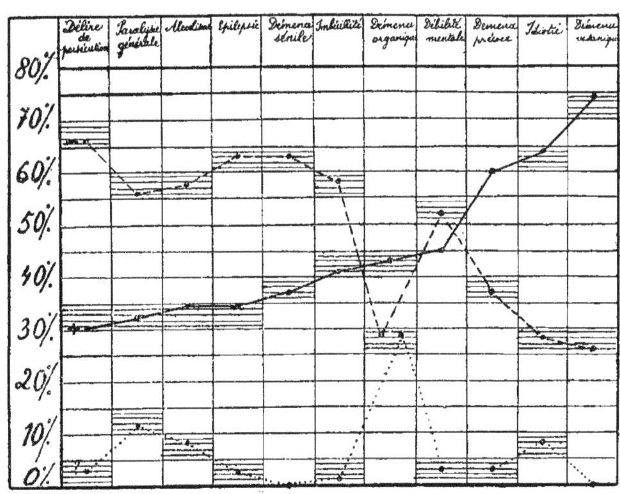

« Ce sont les délirants chroniques des persécutions qui paraissent être les moins atteints. Viennent ensuite les paralytiques généraux, puis épileptiques et alcooliques, déments séniles, déments organiques, imbéciles et débiles. Tous ces malades sont relativement peu atteints ; par contre, nous voyons que, dans la démence précoce, le chiffre des tuberculeux s'éléverait à 60 °/₀ : que, dans l'idiotie, il est de 64 °/₀, et qu'enfin, dans la démence vésanique, il serait de 74 °/₀. La courbe représentant les résultats négatifs (figurée ici par un tireè) montre des proportions inverses, sauf en ce qui concerne la démence organique où le nombre des résultats douteux (dont la courbe est figurée par un pointillé) atteint près de 30 pour 100.

» Il n'est pas sans intérèt de faire remarquer que ce sont les déments vésaniques, c'est-à-dire des malades qui, aliénés depuis un grand nom bre d'années, sont à l'asile depuis très longtemps, fournissent le plus fort contingent à la tuberculose même remarque doit être faite pour les idiots, sujets de vitalité médiocre, aux fonctions organiques rudimentaires, comme les centres nerveux qui les régissent.

» Quant aux déments précoces, ils paraissent, eux aussi, très fréquemment atteints de tuberculose.

» Faut-il en conclure que cette dernière joue un rôle étiologique important? Il serait téméraire de l'affirmer, car ces malades, dont quelques-uns sont depuis fort longtemps à l'asile, ont fort bien pu s'y tuberculiser; d'autre part, on sait combien les déments précoces sont parfois difficiles à alimenter, et il n'est pas interdit de voir là encore une cause de tuberculisation qu'il est permis d'invoquer. Il n'en est pas moins intéressant de souligner chez de pareils malades la grande fréquence de la tuberculose, et ce sera l'œuvre de demain que de préciser l'importance étiologique de cette dernière.

» Voici maintenant nos résultats concernant les enfants ; ces derniers, au nombre de 66, ont été classés en quatre catégories : épilepsie, imbécillité, idiotie, débilité mentale. Le tableau ci-dessous indique les résultats de l'ophtalmo-réaction.

ENFANTS

Nom de la Maladie	Nombre de malades observés	Résultats de l'Ophtalmo-Réaction		
		Positifs	Négatifs	Douteux
Épilepsie	16	7	7	2
Imbécillité	10	5	5	0
Idiotie	38	28	9	1
Débilité mentale	2	2	0	0
Totaux :	66	42	21	3

On peut voir que ce sont les idiots qui sont le plus atteints (nous n'insistons pas sur le résultat obtenu chez les débiles à cause du petit nombre de ceux-ci) : 28 d'entre eux sur 38 ont réagi. Nous avons dit plus haut les raisons pour lesquelles, selon nous, l'idiot devient facilement la proie de la tuberculose ; toutefois il ne faudrait pas admettre qu'il s'agit dans tous les cas d'affection secondaire, et l'on sait aujourd'hui que la tuberculose peut revendiquer sa part dans l'étiologie de l'idiotie.

» Tels sont les résultats que nous avons eu à enregistrer. On voit par les quelques remarques que nous avons faites au sujet de la démence précoce et de l'idiotie combien il faut être réservé dans leur appréciation ; aussi ne chercherons-nous pas à tirer dès aujourd'hui des conclusions trop faciles à critiquer, satisfaits que nous sommes de savoir la fréquence de la tuberculose parmi nos malades afin de pouvoir prendre à leur égard les mesures prophylactiques nécessaires »

TITRE V

OCULISTIQUE

L'Ophtalmo-Réaction peut rendre des services en oculistique comme dans les autres branches de la chirurgie et de la médecine, et elle doit trouver son application toute naturelle dans les affections oculaires où la tuberculose peut être suspectée.

Cependant, jusqu'à présent, il semble qu'elle n'ait été expérimentée que dans des cas relativement peu nombreux, car nous n'avons trouvé que quelques publications sur ce point.

MM. Calmette, Breton, Painblan et G. Petit avaient remarqué, dès le début de leurs recherches, que, chez certains sujets porteurs de lésions banales des paupières et de la conjonctive (telles que conjonctivite catarrhale légère ou granulations anciennes), l'ophtalmo-réaction était très intense et se prolongeait. Et ils écrivaient : « Par prudence, on s'abstiendra d'essayer la réaction sur des sujets déjà porteurs de lésions des membranes externes de l'œil ou des paupières, d'autant plus qu'elle perdrait ici de sa valeur diagnostique tout en risquant d'aggraver une infection microbienne préexistante(1). »

(1) A. Calmette, Breton, Painblan et G. Petit, *loco citato*.

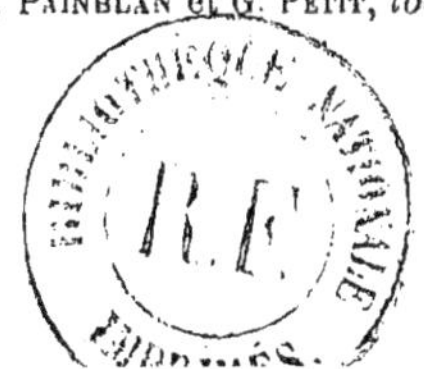

P. — 7.

L'opinion de ces auteurs était donc que, si l'emploi de l'ophtalmo-réaction ne rencontre pas de difficultés pour les affections internes du globe oculaire, il peut ne pas en être de même pour les affections des membranes externes.

Evidemment, en cas d'unilatéralité de la lésion, on peut faire l'ophtalmo-réaction du côté sain, mais, en cas de bilatéralité, cette ressource manque, et, dans ce cas, on peut objecter qu'il est difficile de différencier une ophtalmo-réaction positive d'une simple influence irritative.

Il est vrai que, dans certains cas, l'on peut attendre la guérison des lésions pour tenter l'ophtalmo-réaction et faire un diagnostic rétrospectif qui peut toujours être utile.

Cependant, la connaissance de quelques cas que nous citons plus loin semble montrer que, même dans les cas de lésions de membranes externes, l'ophtalmo-réaction peut être d'une grande utilité. Elle prouve aussi qu'il n'y a pas lieu de s'arrêter à ce fait que l'ophtalmo-réaction peut être intense et se prolonger dans de pareils cas ; car, quelles qu'en aient été l'intensité et la durée, la réaction, a toujours été d'une innocuité absolue.

Il semble donc, d'après ces observations, que l'on puisse se départir de la réserve prudente du début.

Bien plus, on peut se demander si la tuberculine en déterminerait pas, en cas de lésions tuberculeuses, une irritation suivie d'une action curative, Un fait, que nous signalerons plus loin, observé par PAINBLAN (1) et rapporté dans l'article de BRUNETIÈRE (2), semblerait indiquer qu'il y a du vrai dans cette hypothèse, qui mérite de nouvelles expériences.

Quoiqu'il en soit, voici le résumé des publications qui ont été faites :

BRUNETIÈRE a essayé l'ophtalmo-réaction dans un cas d'iritis ancienne, un de kératite interstitielle à forme torpide, un de choroïdite exsudative. Dans ces 3 cas, la réaction fut négative.

CHAILLOUS (3) a utilisé l'ophtalmo-réaction pour rectifier un diagnostic d'ulcération et gomme tuberculeuse de la conjonctive. L'ophtalmo-réaction ayant été négative, on pensa à la syphilis, et l'on fit un frottis qui montra, en effet, la présence de nombreux spirochètes.

AUBARET et LAFON (4) ont obtenu une ophtalmo-réaction positive dans un cas de tubercule solitaire de la choroïde, où ils signalent de plus l'apparition d'un cercle perikératique très net, qui est peut-être l'expression d'une réaction de la lésion choroïdienne. Dans quatre cas d'ophtalmie lymphatique, l'ophtalmo-réaction tentée après guérison des lésions a été positive et précoce, intense dans un.

L'ophtalmo-réaction a encore été précoce et intense dans 2 cas d'épisclérite qui étaient complètement guéris, mais dont l'évolution avait été rebelle.

(1) PAINBLAN, *Société de Médecine du Nord*, novembre 1907.

(2) BRUNETIÈRE. — Ophtalmo-réaction, son emploi en oculistique. *Gaz. hebd. des Sc. Méd.*, Bordeaux, juillet 1907, et *Ophtalmologie provinciale*, août 1907.

(3) CHAILLOUS. — Société d'Ophtalmologie de Paris, juillet 1907.

(4) AUBARET et LAFON. — L'Ophtalmo-réaction en Ophtalmologie, août 1907.

Un cas de kératite parenchymateuse, d'origine tuberculeuse probable, réagit aussi nettement.

Dans les affections des voies lacrymales, bien que l'examen clinique ait permis de soupçonner fortement la tuberculose, disent MM. AUBARET et LAFON, les résultats de l'ophtalmo-réaction ont été négatifs. — Les recherches ont porté sur quatre cas de dacryocystite simple chez des sujets âgés, et 2 cas chez de jeunes sujets.

Enfin dans un cas de tumeur cérébrale avec papilles étranglées, ils ont obtenu une Ophtalmo-Réaction positive.

SYDNEY STEPHENSON (1) rapporte les faits suivants :

Chez six enfants atteints de kérato-conjonctivite phlycténulaire, dont deux seulement présentaient des lésions tuberculeuses d'autres régions, la réaction fut nettement positive. Dans un cas où la lésion était guérie, le résultat fut négatif.

Dans 3 cas de choroïdite chez des jeunes femmes sans signes de tuberculose ni antécédents syphilitiques, l'ophtalmo-réaction fut positive.

Elle le fut également dans 3 cas cas de kératite interstitielle où la tuberculose pouvait être suspectée, alors que 5 autres malades présentant des stigmates de syphilis ne réagirent pas.

Sur 3 cas d'épisclérite, l'ophtalmo réaction fut négative 2 fois et positive une fois chez une malade qui présentait des engorgements ganglionnaires multiples.

Enfin, l'ophtalmo-réaction fut encore positive dans

(1) SYDNEY STEPHENSON. — *Brit. Med. Journ.*, octobre 1907.

deux cas d'iridocyclite chronique ; elle le fut aussi dans deux cas de tuberculose de l'iris et de la cornée, pour lesquels l'origine bacillaire avait déjà été démontrée par la réaction à l'injection de tuberculine.

Painblan nous communique les cas de maladies oculaires dans lesquelles, suspectant la tuberculose, il a eu l'occasion d'essayer l'ophtalmo-réaction.

Dès le début, il l'appliqua à deux malades chez lesquels le diagnostic clinique était tuberculose conjonctivale. Ces cas ont été signalés par Brunetière : l'ophtalmo-réaction positive, non précoce et intense se prolongea six jours dans un cas, huit jours dans l'autre, sans aucun résultat fâcheux et notamment sans lésion cornéenne et sans inflammation irienne. L'un de ces malades a été perdu de vue ; l'autre s'est amélioré très notablement au point que, cinq semaines après, l'ulcération était cicatrisée et l'infiltration presque disparue ; aucun traitement n'avait été fait.

Dans un troisième cas de tuberculose conjonctivale à forme végétante chez un homme de 28 ans, l'ophtalmo-réaction a été modérée ; elle a duré trois jours.

Dans un cas de phlyctène de la conjonctive, une vive réaction se produisit.

Chez trois malades qui avaient été atteints de lésions phlycténulaires kérato-conjonctivales, l'instillation de tuberculine faite après guérison n'amena de rougeur et de sécrétion que dans un cas.

Un sujet de 18 ans atteint de kératite interstitielle, ne présentant pas de stigmates de syphilis et chez lequel on pouvait soupçonner la tuberculose, ne réagit pas.

Celle-ci fut encore négative dans un cas d'iritis et dans un cas de choroïdite disséminée.

Enfin, dans deux cas de dacryocystite avec refoulement muco-purulent, et, pour l'un, ectasie du sac chez des enfants de 12 et 7 ans, l'ophtalmo-réaction pratiquée du côté malade fut positive et modérée. Essayée 10 jours après du côté sain, elle se présenta sensiblement avec les mêmes caractères.

Ces faits, bien que peu nombreux encore, montrent déjà suffisamment la valeur diagnostique du procédé en oculistique, qu'il s'agisse des membranes externes ou des membranes profondes. Et, comme le dit BRUNETIÈRE, « l'oculiste peut l'em-
» ployer sans inconvénient et même à l'insu du
» malade : sous prétexte d'examen, rien de plus
» facile que d'instiller une goutte de tuberculine
» dans l'œil du patient et de le faire revenir au
» bout de quelques heures pour constater le
» résultat.

Ce qui ressort également de ces quelques observations, c'est que, dans tous les cas, dans les affections des membranes externes comme dans celles des membranes profondes, le procédé s'est montré d'une innocuité absolue, et les phénomènes ont rétrocédé spontanément. Tout au plus, en cas de réaction considérable, des compresses chaudes et à la rigueur un collyre astringent pourraient-ils trouver leur indication. Toutefois, chez des enfants qui ont tendance à se frotter les yeux avec les mains malpropres, le bandeau pourra être utile pour éviter les infections secondaires.

Nous avons fait quelques statistiques portant sur la totalité des observations recueillies.

D'abord, dans un premier graphique, nous représentons le pourcentage des réactions positives obtenues aux différentes périodes de la vie.

Pour montrer la valeur absolue de ce premier tableau, nous le faisons suivre d'un second, dans lequel, ne faisant plus un pourcentage, nous ramenons notre rapport au plus petit nombre de cas observés, dans l'une des catégories, soit 24, nombre de malades âgés de 71 ans et au delà.

I. — **Graphique** *représentant le pourcentage des réactions positives aux différentes périodes de la vie chez les individus que nous avons pu observer. (Le tout ramené à 100).*

Pourcentage : 100 % · 95 % · 90 % · 85 % · 80 % · 75 % · 70 % · 65 % · 60 % · 55 % · 50 % · 45 % · 40 % · 35 % · 30 % · 25 % · 20 % · 15 % · 10 % · 5 % · 0

Ages	Pourcentage
Naissance	0
0 à 1 an	5,4 %
1 an à 2 ans	14,3 %
2 ans à 5 ans	21 %
6 ans à 10 ans	56,1 %
11 à 15 ans	62 %
16 à 20 ans	55 %
21 à 30 ans	68,5 %
31 à 40 ans	46 %
41 à 50 ans	40,5 %
51 à 60 ans	50 %
61 à 70 ans	55,8 %
71 et au delà.	47,8 %

Pourcentage *des réactions positives aux différentes périodes de la vie chez les individus que nous avons pu observer. (Le tout ramené à 24, chiffre minimum observé pour l'une des catégories)*.

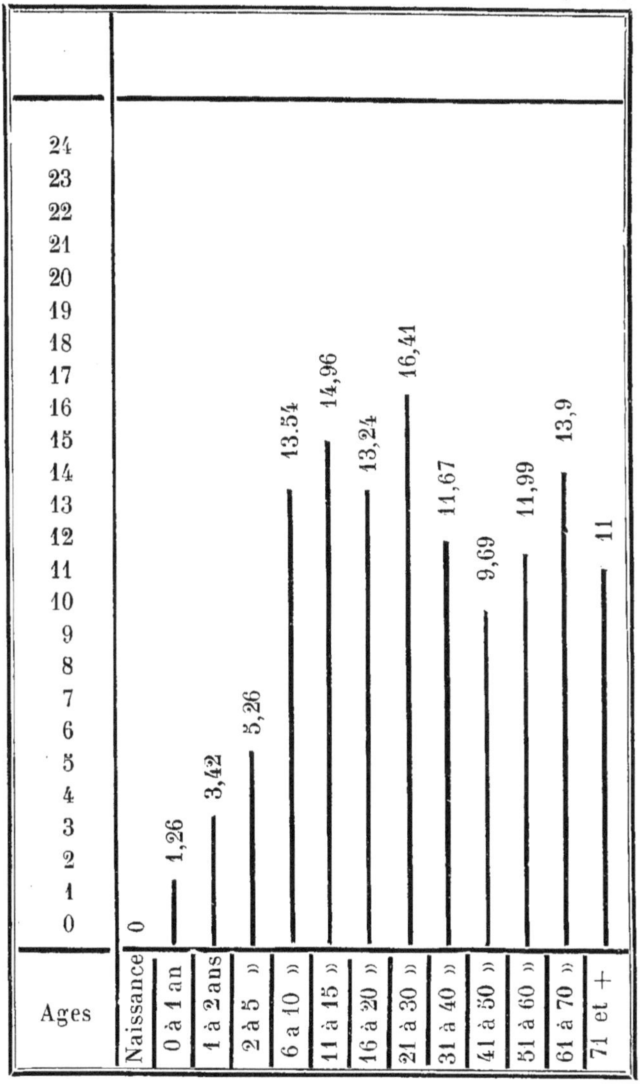

24
23
22
21
20
19
18
17
16
15
14
13
12
11
10
9
8
7
6
5
4
3
2
1
0

Ages	Naissance	0 à 1 an	1 à 2 ans	2 à 5 »	6 à 10 »	11 à 15 »	16 à 20 »	21 à 30 »	31 à 40 »	41 à 50 »	51 à 60 »	61 à 70 »	71 et +
	0	1,26	3,42	5,26	13.54	14,96	13,24	16,41	11,67	9,69	11,99	13,9	11

Nous avons recueilli au total *2974 observations* tant chez les adultes que chez les enfants ; parmi celles ci, il en est un certain nombre dont nous n'avons pas le détail. Quant aux autres, nous les avons divisées en trois groupes bien distincts :

1°) *Malades non cliniquement tuberculeux* :

Nombre d'observations	938	soit un pourcentage de 18,43 °/o de réactions positives
Cas positifs	173	
Cas négatifs	765	

2°) *Malades suspects de tuberculose* :

Nombre d'observations	185	soit un pourcentage de 61,6 °/o de réactions positives
Cas positifs	114	
Cas négatifs. . . .	71	

3°) *Malades tuberculeux avérés* :

Nombre d'observations	740	soit un pourcentage de 94,32°/o de réactions positives
Cas positifs	698	
Cas négatifs	42	

Cette dernière statistique semblerait prouver que les résultats de l'ophtalmo-réaction ne sont pas constamment positifs dans les cas de tuberculose avérée. Mais, parmi ces 42 cas négatifs, si l'on fait abstraction des réactions faites chez des individus cachectiques ou moribonds ou chez des tuberculeux dont le foyer de tuberculose peut être guéri, on s'aperçoit que ces cas négatifs sont exceptionnels. Il arrive aussi parfois qu'on doive incriminer une faute de technique ou d'interprétation.

Chez les non cliniquement tuberculeux, notre pourcentage pourrait paraître assez élevé, mais on sait que le nombre des tuberculeux méconnus, dont les lésions guérissent spontanément ou s'affirment par la suite, est considérable. Des statistiques, basées sur de nombreuses autopsies, ont montré que bien peu d'individus échappaient au cours de leur existence à l'infection tuberculeuse : l'ophtalmo-réaction présente le sérieux avantage de ne déceler que les *lésions bacillaires en activité.*

CHAPITRE IV

VALEUR RESPECTIVE DES DIFFÉRENTES RÉACTIONS A LA TUBERCULINE

Il nous reste maintenant à passer en revue les différentes réactions à la tuberculine et à discuter leur valeur respective. Nous étudierons successivement la *sous-cuti-*, *la cuti-* et *l'ophtalmo-réaction.*

I. — ***Sous-cuti-réaction ou injection sous-cutanée de tuberculine*** (1). L'injection-diagnostic de tuberculine exige des conditions qu'il faut bien préciser pour qu'elle soit utile et inoffensive.

Le malade doit être complètement apyrétique depuis plusieurs jours déjà. Pour s'en assurer, la température rectale ou vaginale sera prise quatre à huit fois dans les vingt-quatre heures pendant au moins trois jours consécutifs. *Tout malade dont la température centrale dépasse 37°5, ou qui est sujet à présenter de loin en loin un accès fébrile, ne doit pas être soumis à l'injection de tuberculine* : en

(1) Marcel Labbé, Tuberculino-diagnostic. *Gaz. des Hôp.* 27 juillet.

effet, la fièvre observée n'aurait aucune valeur, puisqu'elle pourrait être spontanée et non *provoquée*; en outre l'injection serait dangereuse, car elle pourrait entraîner une réaction d'intensité exagérée.

L'injection de tuberculine doit être faite avec des précautions antiseptiques minutieuses dans le tissu cellulaire sous-cutané de la région lombaire ou de la cuisse. Autant que possible, le malade est laissé au lit durant les vingt-quatre heures qui suivent l'injection.

La réaction fébrile commence en général douze heures après l'injection, parfois seulement vingt-quatre heures après; aussi recommande-t-on de faire de préférence l'injection le soir, pour éviter que la réaction se produise la nuit, des réactions fugaces pouvant passer inaperçues.

La température s'élève rapidement de 37° à 38,5; parfois même, elle dépasse 39; la réaction peut se prolonger et durer deux jours ou même plus. En moyenne, on considère qu'une élévation de 0°8, même sans réaction subjective (lassitude, céphalée), est suffisante pour affirmer la tuberculose.

Cette réaction fébrile à la tuberculine est caractéristique, mais comporte de multiples inconvénients.

Au point où l'on a fait l'injection, on voit parfois se produire après 12 ou 24 heures une tuméfaction avec rougeur et douleur qui fait craindre la suppuration; la douleur est assez vive pour empêcher pendant un ou deux jours le malade de se coucher sur le côté correspondant.

Outre la réaction générale fébrile, l'injection de

tuberculine provoque souvent une réaction locale au niveau du foyer tuberculeux. Celle-ci est évidente lorsque ce foyer siège à la peau : quand on fait l'injection à un sujet atteint de lupus tuberculeux, on voit le lupus devenir rouge et tuméfié : il en est de même au niveau du larynx tuberculeux. Les adénopathies tuberculeuses se congestionnent et deviennent douloureuses. Chez les tuberculeux pulmonaires, la réaction locale manque le plus souvent ; quelquefois, pourtant, elle se traduit par de la toux, des crachats plus abondants qui contiennent des bacilles, alors qu'on n'en trouvait pas auparavant, par l'augmentation des râles ou encore par l'apparition de quelques symptômes de congestion autour d'un foyer tuberculeux latent.

On observe pourtant des cas où la réaction ne se produit pas : il est alors nécessaire, pour affirmer le diagnostic, de réitérer l'injection de tuberculine.

Cependant, il est utile d'ajouter qu'en recommençant 5 à 6 fois de suite, on obtient une réaction même avec des sujets sains que l'on a ainsi sensibilisés à la tuberculine : d'où cause d'erreur.

Il ne faut quand même pas exagérer les défauts que l'on peut avoir à reprocher à l'injection de tuberculine. Au début de l'emploi de cette substance, les accidents étaient dus surtout à ce qu'on l'injectait à dose trop élevée.

Sans doute MAX BECK a vu la granulie succéder à une injection de tuberculine, Marcel LABBÉ a constaté la suppuration d'une adénite bacillaire consécutive à cette injection. Mais ne s'agissait-il pas là de l'évolution ordinaire des adénites caséeuses tournant au ramollissement et à la suppuration ?

Le grand inconvénient dont il faut tenir compte, c'est la réaction hyperthermique prolongée parfois : le malaise est intense, la fièvre persistante ; on est inquiet.

Cependant, concluons avec M. LABBÉ que, « si l'on n'a jamais observé d'accidents sérieux, la méthode reste d'un emploi délicat qui empêche sa vulgarisation ; on conçoit que l'on hésite souvent à provoquer une réaction fébrile chez un malade, d'abord parce qu'elle est désagréable à l'individu, ensuite parce qu'on craint d'être accusé, s'il survenait une aggravation de la maladie, de l'avoir produite par l'injection de tuberculine. »

Cuti-réaction ou réaction de von Pirket. — La première communication de VON PIRKET (1) montra que, au *moins chez les enfants en bas-âge*, le dépôt d'une gouttelette de tuberculine diluée sur une scarification cutanée peut permettre d'effectuer le diagnostic précoce de la tuberculose : il se produit au point d'inoculation une petite papule d'aspect semblable à la papule vaccinale, d'abord d'un rouge clair, puis d'un rouge plus sombre. D'après 500 épreuves, l'auteur affirme que la réaction est positive dans presque tous les cas de tuberculose clinique chez l'enfant ; il conclut que la réaction n'a de valeur diagnostique que dans les premières années de la vie et qu'elle est appelée à rendre

(1) VON PIRKET. Berlin. Klin. Wochens., 20 mai 1907.

surtout des services dans l'examen des nourrissons et des sujets de la première enfance.

VALLÉE (1), le premier, étudie cette réaction chez les animaux (bovins ou chevaux naturellement infectés ou infectés par la voie digestive) et pense que « l'une et l'autre médecine tireront grand profit d'une méthode de diagnostic précoce de la tuberculose si simple et si pratique ».

Malheureusement, les expériences entreprises sur l'homme ne semblent pas jusqu'ici avoir réalisé cet espoir. Les conclusions de Fernand ARLOING (2), qui expérimente la cuti-réaction sur des animaux tuberculisés expérimentalement, sont en contradiction avec celles de VALLÉE : il n'a jamais rencontré de réaction cutanée spécifique sous l'influence de la tuberculine : il n'a constaté qu'une légère rougeur et un peu d'épaississement de la peau, qu'il attribue à l'action de la glycérine : car, ayant fait des essais avec différentes tuberculines, il a eu différentes réactions, la tuberculine la plus inactive étant la moins glycérinée. La glycérine pure ne provoquait pas, il faut l'ajouter, de réaction bien nette.

Il est juste de dire que les conditions d'expérience n'étaient pas les mêmes : les animaux de F. ARLOING, tant bovidés, lapins et cobayes que chiens et chèvres, *étaient tuberculisés expérimentalement*, (les animaux de VALLÉE étaient *infectés naturellement*), ce qui change et rend inconstants les résul-

(1) VALLÉE. — *Acad. des Sciences*, 3 juin 1907.

(2) FERNAND ARLOING. — *Soc. méd. Hôp.* 22 juin 1907.

tats de la tuberculine (1) : ces deux expérimentateurs avaient, du reste, employé une technique différente.

Moussu (2), par contre, obtient des résultats analogues à ceux de Vallée : aucun des animaux sains ne réagit ; chez tous les tuberculeux, la réaction est positive, mais variable suivant certaines conditions. Donc jusqu'à plus ample informé et en dépit des insuccès explicables de F. Arloing, les espérances fondées sur la cuti-réaction restent entières en ce qui concerne les animaux. En est-il de même de l'homme ? Les résultats obtenus semblent infirmer la valeur du nouveau procédé de diagnostic en matière de tuberculose humaine — du moins chez les adultes.

Sicard et Descamps (3), pratiquant l'épreuve de Von Pirket avec de la tuberculine de l'Institut Pasteur et de la tuberculine allemande de Koch, constatent une grande inconstance de la réaction : nette chez plusieurs tuberculeux au début, celle-ci manquait chez des cavitaires ; d'autre part, 1/4 à 1/3 des sujets cliniquement indemnes présentaient la réaction.

Les résultats de Dufour et Bruslé (4), expérimentant sur les enfants de l'Hôpital Provisoire, confirment ceux de Von Pirket, à savoir que la cuti-réaction n'a de valeur véritable que chez les sujets âgés de moins de 2 ans et que la réaction

(1) Railliet. — *Revue générale de la tuberculose*, août 1907.

(2) Moussu. — Cuti-réact. à la tuberculine. *Bull. Soc. cent. de Méd. vét.* 18 juillet 1907.

(3) Sicard et Descamps. — *Soc. méd. Hôp.* 28 juin 1907.

(4) Burnet. — *Soc. Biologie*, 1907.

manque dans tous les cas de tuberculose cavitaire; que les enfants au dessus de 2 ans (et les adultes) réagissent tous ou presque tous à l'inoculation cutanée de tuberculose.

M. Burnet (1) cite son auto-observation : « Je n'ai jamais présenté aucun symptôme clinique de tuberculose et j'ai eu pourtant une cuti-réaction d'une intensité extrême ».

MM. Olmer et Terras (2) ont également expérimenté la cuti-réaction et sont arrivés aux mêmes conclusions que von Pirket : sensibilité très grande de ce procédé chez les tout jeunes enfants, inconstance des résultats chez l'adulte, ce qui diminue à leur avis la valeur diagnostique de la cuti-réaction. Un résultat négatif ne permet de tirer aucune conclusion de l'épreuve. Un résultat positif a-t-il quelque valeur pratique ? Evidemment non, s'il n'est pas démontré que les sujets qui réagissent ainsi sont porteurs de lésions tuberculeuses latentes ou bien si l'on ne peut attribuer à une tuberculose ancienne, cliniquement guérie, un état particulier des humeurs et des tissus qui les rend aptes à réagir à l'épreuve cutanée.

Et ces auteurs concluent :

« Au cas où cette démonstration serait faite, cette épreuve conserverait la valeur d'une réaction spécifique aussi fidèle, mais moins constante et moins précise que l'ophtalmo-réaction.

» Elle serait utilisée pratiquement comme une

(1) Burnet. — *Soc. Biologie*, n° 22.

(2) Olmer et Terras. — Cuti-réaction à la tuberculine. — Ophtalmo-réaction, *Presse Méd.* 18 sept. 1907.

indication intéressante et utile. mais non comme une preuve absolue capable d'éclairer un diagnostic clinique . »

MM. Marcel FERRAND et Jules LEMAIRE (1) ont également essayé ce procédé :

Il résulte de leurs observations que :

I. 1° la cuti-réaction apparaît souvent chez des sujets non tuberculeux ;

2° rien ne permet de différencier les réactions chez les tuberculeux des réactions chez les sujets jugés indemnes de tuberculose ;

3° la cuti-réaction est un procédé très sensible chez l'enfant, plus que l'ophtalmo-réaction, d'après leurs études comparatives.

II. Ayant contrôlé par l'ophtalmo - réaction les résultats de la cuti-réaction, il ressort de leurs expériences que les résultats positifs ou négatifs de la cuti-réaction ont été confirmés par l'ophtalmo - réaction 29 fois sur 49 cas.

III. — Ayant pratiqué enfin une étude comparative entre la cuti-, l'ophtalmo- et la sous-cuti-réaction chez les enfants, ils en arrivent aux conclusions suivantes :

« La cuti-réaction possède une individualité clinique et anatomique suffisamment nette : la réaction à la tuberculine diffère notablement de celle qu'on obtient après pénétration de glycérine simple, de glycérine phéniquée ou sublimée ou de toxine diphtérique ; de plus, elle est toujours semblable à elle-même. »

(1) FERRAND et LEMAIRE. — Étude clinique et histologique de la cuti-réaction chez l'enfant. *Presse médicale*, 28 sep.

Lemerre (1) relate une série d'expériences relatives à la valeur comparée de l'inoculation sous-cutanée de tuberculine, de la cuti-réaction et de l'ophtalmo-réaction ; elles ont porté sur 145 enfants. Il arrive aux conclusions suivantes :

« La cuti-réaction donne le plus souvent des résultats identiques à ceux de l'inoculation sous-cutanée; elle a l'avantage d'être d'un maniement beaucoup plus facile ; elle est beaucoup plus sensible et plus fidèle que l'oculo-réaction ».

MM. Nobecourt et Mantoux (2) ont étudié expérimentalement chez le lapin l'ophtalmo-réaction et concluent à la supériorité de l'ophtalmo-réaction, qui, cependant, s'est montrée inconstante. Elle est apparue dans les formes bénignes consécutives à l'introduction sous-cutanée ou intrapéritonéale de bacilles tuberculeux, mais non dans les formes graves, après injection intraveineuse ou intrastomacale : la cuti-réaction a été négative *dans tous les cas*.

M. Lignières (3), expérimentant sur le lapin, a étudié la *cuti-réaction*, appelant ainsi la réaction après simple friction de la peau fraîchement rasée, et réservant le nom de *dermo-réaction* au procédé de scarification de Von Pirket. Il a fait simultanément une injection sous-cutanée de tuberculine et a constaté qu'elle n'empêche pas la cuti-réaction. Du reste, selon lui, la cuti- la dermo- et l'ophtalmo-

(1) *Société de Pédiâtrie*, 15 octobre, 1907.
(2) *Société de Biologie*, 26 octobre.
(3) *Académie des Sciences*, 28 octobre.

réaction peuvent s'employer en même temps sans se nuire. C'est d'ailleurs, à son avis, le moyen de diagnostic qu'on doit préférer chez les animaux ».

III. *L'Ophtalmo-Réaction.* — Nous connaissons déjà l'ophtalmo-réaction. L'association de la réaction oculaire et de la tuberculisation hypodermique ne paraît pas impossible et promet d'intéressantes déductions pratiques en vue de restreindre les moyens de fraude chez les animaux.

Guérin et Delattre (1) apportent des documents cliniques :

« L'ophtalmo-réaction apparaît nettement chez 8 bovidés qui, huit jours auparavant avaient réagi à l'inoculation sous-cutanée de tuberculine. Un autre, non tuberculiné auparavant, présente une réaction des plus nettes : la tuberculination hypodermique, pratiquée huit jours après, entraîne non seulement une forte réaction thermique, mais provoque la réapparition des signes de l'Ophtalmo-Réaction.

De même que la cuti-réaction, l'ophtalmo-réaction semble donc appelée à rendre de réels services en pratique vétérinaire. »

En ce qui concerne la pathologie humaine, les nombreuses observations que nous avons rapportées ont montré la grande valeur de l'ophtalmo-réaction qui suffit à elle seule à affirmer l'existence d'un foyer tuberculeux : jamais, jusqu'à présent, le résultat de l'ophtalmo-réaction n'a été infirmé par l'autopsie.

---

(1) Guérin et Delattre. — Note sur l'ophtalmo-réaction à la tuberculine, *Bull. de la Soc. de Méd. vét.*, 18 juillet 1907.

Quant aux petits inconvénients de la méthode, ils seront réduits à néant si l'on observe strictement les précautions que nous avons déjà recommandées.

Rappelons enfin que M. Comby affirme hautement la valeur de cette épreuve, qui offre l'immense avantage de fournir d'utiles renseignements, même chez les fébricitants.

Nous ne nous répéterons pas au sujet de l'ophtalmo-réaction : celle-ci, malgré quelques légères réserves en ce qui concerne les enfants en bas-âge, a donné des résultats suffisamment constants pour qu'un grand nombre de médecins n'aient pas hésité à l'adopter dans la clinique journalière.

Nous concluerons cependant avec la majorité des auteurs que, si, dans la toute première enfance, la cuti-réaction donne assurément des résultats aussi parfaits, sinon meilleurs que l'ophtalmo-réaction, celle-ci, une fois la première ou la seconde année passée, fournit des indications plus nettes et plus certaines.

Il importe cependant de préciser quelques points.

Quand un sujet ne présente pas l'ophtalmo-réaction, on est en droit d'écarter toute idée de tuberculose, à moins qu'il ne s'agisse d'un cachectique ou d'un moribond, c'est-à-dire d'un individu dont l'organisme est incapable d'aucune réaction.

Mais, si le sujet présente une réaction positive, devra-t-on conclure que l'affection qu'il porte et pour laquelle il vient vous consulter est d'origine tuberculeuse? Evidemment non. S'il s'agit d'une arthrite, par exemple, on en devra conclure que c'est une *arthrite chez un tuberculeux*, mais non une *arthrite tuberculeuse*.

C'est à la clinique, que *l'ophtalmo-réaction n'a jamais eu la prétention de remplacer*, à faire la part de ce qui peut revenir à la tuberculose dans les symptômes présentés par le malade.

L'ophtalmo-réaction, à elle seule, ne fournit pas le diagnostic ; elle l'éclaire et constitue un argument ajouté à ceux que la clinique a déjà fournis.

Ce nouveau procédé de diagnostic trouvera dans la prophylaxie de la tuberculose de très fréquentes applications. Il permettra de sélectionner dans les différentes collectivités les individus sains et les individus suspects ; elle attirera sur ces derniers l'attention toute spéciale du médecin hygiéniste.

M. le Professeur Calmette (1), dans un article qu'il consacre à la prophylaxie de la tuberculose infantile par la recherche de l'ophtalmo-réaction à la tuberculine, expose ses idées à ce sujet dans les termes suivants :

« On comprend tout de suite l'intérêt qu'offre une méthode aussi simple et aussi sûre pour *dépister* la contagion tuberculeuse dans les familles.

Actuellement, lorsqu'un médecin est appelé à donner ses soins à un malade, à quelque classe sociale que ce dernier appartienne, s'il reste entouré des siens, il est extrêmement difficile,

---

(1) A. Calmette. — Prophylaxie de la tuberculose infantile par la recherche de l'ophtalmo-réaction à la tuberculine. *La Clinique*, 15 août 1907.

pour ne pas dire impossible, d'éviter à son entourage toutes les occasions de contagion. Tôt ou tard, celle-ci, quoi qu'on fasse, trouverait à s'exercer, soit par les contacts directs, tels que les baisers, soit par le linge, soit par les particules salivaires émises pendant la toux, soit par les mains ou par les aliments souillés de bacilles.

Les enfants y sont plus particulièrement exposés à cause de leur insouciance et de leur ignorance du danger.. Comment reconnaître chez eux le début d'une infection qui peut rester latente pendant des années, ou qui ne s'aggravera bientôt qu'à la faveur de réinfections successives et multiples ?

Sans doute, dans quelques cas, grâce à une surveillance étroite et à l'emploi judicieux de la méthode d'auscultation fine de GRANCHER, on réussira à saisir les premières manifestations apparentes du mal. Mais les désordres organiques seront alors trop souvent irrémédiables.

L'*ophtalmo-réaction*, périodiquement essayée sur chacun des membres de la famille, peut trouver ici son application la plus utile peut-être et la plus féconde. Elle donne au médecin le moyen de s'éclairer; elle lui fournit le meilleur des arguments pour exiger, soit l'isolement du malade, soit, lorsqu'il en est temps encore, l'envoi à la campagne ou le placement en sanatorium de ceux des siens qu'il a déjà contaminés.

Tous ceux d'entre nous qui s'occupent de lutte sociale anti-tuberculeuse sentent combien la nouvelle méthode de diagnostic précoce dont il s'agit va leur être précieuse pour sélectionner ces enfants, nés de parents tuberculeux, mais encore sains eux-mêmes, qu'il est si urgent de soustraire à la contagion en les plaçant à la campagne chez les paysans indemnes de toute tare! L'*ophtalmo-réaction* fournira, à cette œuvre admirable fondée par le regretté Grancher, ce qui lui manquait : elle lui permettra d'*affirmer* la non-existence de lésions tuberculeuses chez ses *pupilles*. Elle permettra aussi de diriger tout de suite vers les sanatoriums marins ou vers l'établissement d'Ormesson les jeunes enfants chez lesquels elle aura révélé l'existence de lésions latentes ou insoupçonnées cliniquement. On comprend sans peine l'immense bénéfice social qui résultera forcément de la promptitude avec laquelle des soins éclairés les entoureront!

***

L'utilité de l'*ophtalmo-réaction* apparaît également manifeste aux hygiénistes et aux bactériologistes qui discutent depuis si longtemps sur l'importance respective de la contagion familiale et de l'infection alimentaire par *le lait des vaches tuberculeuses*. Nous voici en possession d'un moyen de vérifier l'assertion émise par Von Behring, en 1903, que *la tuberculose pulmonaire de l'adulte est presque toujours la manifestation tardive d'une infection intestinale contractée dans le jeune âge et ayant pour origine l'ingestion de lait provenant de vaches tuberculeuses*. Bien que cette *hypothèse* ait été violemment battue en brèche depuis trois ans, à la suite des recherches expérimentales effectuées dans nos laboratoires français, elle compte encore quelques fervents adeptes dont la conviction est surtout basée sur la notoriété de son auteur. Il sera sans doute facile d'établir la part de vérité qui lui revient. Alors que, tout au moins dans nos villes, un si grand nombre d'enfants sont exclusivement nourris de lait bouilli ou stérilisé et fréquentent assidûment les consultations de nourrissons, il suffira de rechercher méthodiquement parmi eux ceux qui fournissent une réaction positive en les soumettant à l'épreuve *tous les trois mois*, par exemple. Cette pratique aura le double avantage de nous éclairer sur l'origine de l'infection et sur l'opportunité des mesures à prendre pour éviter qu'elle ne s'aggrave. Il est évident qu'un nourrisson alimenté de lait cru, réagissant à l'âge de trois ou de six mois, et dont la mère, le père et les autres membres de la famille sont indemnes de tuberculose, ne peut vraisemblablement s'être contaminé qu'en ingérant du lait de vache tuberculeuse. On conçoit qu'il serait tout à fait désirable que de tels cas pussent être ainsi précisés. S'il s'en présente, fussent-ils rares, on sera fondé à réclamer la surveillance hygiénique des étables, non plus seulement au nom des intérêts agricoles, mais au nom de l'hygiène. S'il ne s'en présente pas et que la contagion familiale s'affirme exclusive, c'est à supprimer celle-ci que devront tendre tous nos efforts, et le problème de la dualité des tuberculoses bovine et humaine, affirmée par Robert Koch au Congrès de Londres (1901), sera résolu du même coup.

*
* *

Peut-être encore l'*ophtalmo-réaction* nous aidera-t-elle à jeter quelque lumière sur la fameuse question du *terrain tuberculisable* et des *prétuberculeux*. Je crois avoir établi par mes recherches expérimentales avec C. Guérin que, s'il est vrai que certains hommes, comme certains animaux, sont plus ou moins résistants à l'infection tuberculeuse, tous sont cependant tuberculisables, sauf ceux qui sont *vaccinés* par une atteinte antérieure *guérie*, et que l'intensité ou la gravité des infections est en rapports étroits avec le nombre et la virulence des bacilles absorbés, et surtout avec la *fréquence* des contaminations.

Chez l'homme, aussi bien que chez le bœuf, lorsqu'une infection tuberculeuse reste *unique* et n'a pas été trop abondante, la *guérison* est la règle, et, si aucune lésion *caséeuse* n'a eu le temps de se constituer, cette guérison paraît *définitive*. Elle confère même — pour un laps de temps probablement assez long — l'*immunité*. Les bovins ainsi guéris ne réagissent plus à l'*ophtalmo-réaction* : il ne saurait être douteux qu'il en soit de même pour l'homme.

Ces faits m'ont conduit à penser que, contrairement à l'opinion généralement admise et soutenue si éloquemment, en particulier par Albert Robin et son école, le *terrain tuberculisable* n'existe pas, ou plutôt il est partout, sauf chez ceux qui ont eu la chance d'être *vaccinés* par une atteinte antérieure *guérie* (pleurésie, scrofule, lupus, (Marfan). En réalité, tous les hommes et surtout les enfants sont *tuberculisables*, et ils se tuberculisent effectivement si les occasions de contagion s'offrent à eux suffisamment fréquentes et intenses.

Et si l'on se donne la peine d'éprouver par l'*ophtalmo-réaction* un grand nombre de jeunes sujets suspects ou d'apparence saine, on constatera — comme cela m'a paru évident d'après les observations que j'ai pu faire et d'après celles qui m'ont été obligeamment communiquées — que tous ces enfants maigres, au teint grisâtre, aux amygdales hypertrophiées, tous ces *adénopathiques* trachéaux ou cervicaux, rencontrés si communément dans les hôpitaux, convalescents de rougeole ou de coqueluche ; que tous ces *prédisposés,* enfin, sont de véritables *tuberculeux*. Leur réaction positive atteste chez eux l'existence de lésions qui resteront peut-être indéfiniment latentes ou qui pourront *guérir* si elles ne sont pas caséifiées, mais qui sont réellement *bacillifères*.

Les *prédisposés* sont des *tuberculeux* et non plus des *tuberculisables*. Du moins l'*ophtalmo-réaction* nous oblige à les considérer et à les soigner comme tels. »

CONCLUSIONS

Nous espérons avoir suffisamment montré dans ce travail toute la valeur du nouveau procédé de diagnostic de la tuberculose. L'*Ophtalmo-réaction* a désormais acquis droit de cité en clinique. Aussi concluerons-nous avec M. le Professeur CALMETTE :

« La méthode du tuberculino-diagnostic par l'*ophtalmo-réaction* offre l'inappréciable avantage de démasquer à coup sûr la tuberculose partout où elle existe, même à l'état de lésions *commençantes* et *non guéries* (les autopsies sont formelles à ce sujet) (1).

Elle permet, en outre, d'*affirmer la guérison* lorsque celle-ci est définitive. Elle met entre nos mains un procédé *commode, inoffensif* et *efficace* pour sélectionner dans les familles ou dans les collectivités les individus *sains* et pour reconnaître ceux qui sont déjà *contaminés*.

Elle présente un intérêt pratique considérable, et il n'est plus douteux que les œuvres sociales antituberculeuses, comme les médecins praticiens, tireront de ses indications et de son large emploi un immense profit. »

---

(1) Voir pages 60, 69, 91.

TABLE DES MATIÈRES

Imprimerie LE BIGOT FRÈRES, 25, Rue Nicolas-Leblanc, Lille.

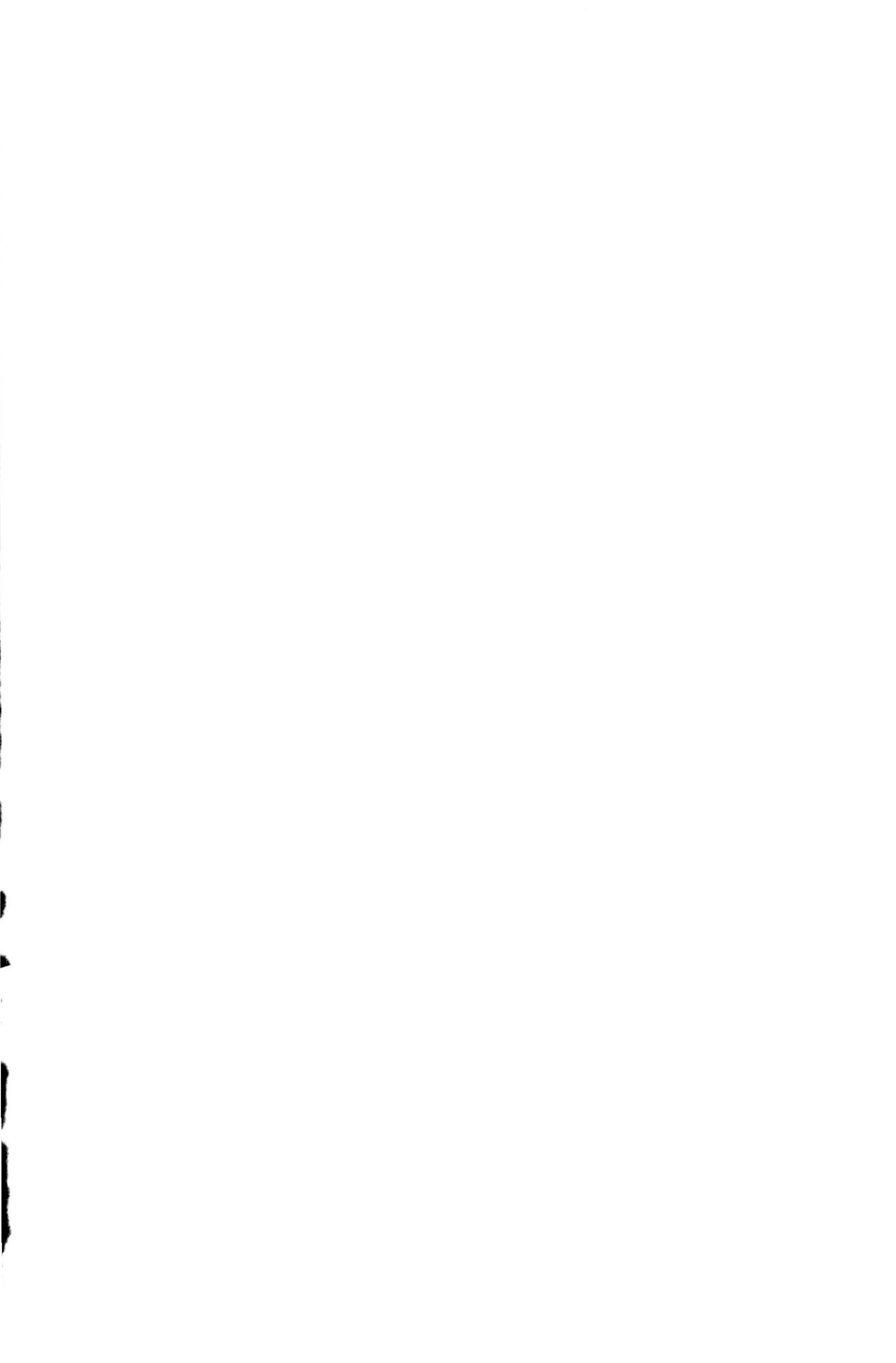

www.ingramcontent.com/pod-product-compliance
Ingram Content Group UK Ltd.
Pitfield, Milton Keynes, MK11 3LW, UK
UKHW020346230726
13925UKWH00003B/983

9 782014 060331